Colección La Otra psiquiatría
Dirigida por José María Álvarez y Fernando Colina

COSAS QUE TU PSIQUIATRA NUNCA TE DIJO

Otra mirada sobre las verdades de
las psiquiatrías y las psicologías

JAVIER CARREÑO

KEPA MATILLA

Prólogo de José María Álvarez y Fernando Colina

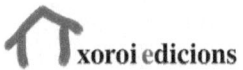
xoroi edicions

Colección La Otra psiquiatría

Créditos

Colección La Otra psiquiatría
Dirigida por José María Álvarez y Fernando Colina

Título original:
Cosas que tu psiquiatra nunca te dijo
Otra mirada sobre las verdades de las psiquiatrías y las psicologías

© Javier Carreño y Kepa Matilla, 2018
© Del Prólogo: José María Álvarez y Fernando Colina
© De esta edición: Pensódromo 21, 2018

Diseño de cubierta: Pensódromo
Imagen de cubierta: Fernando Pena Rubianes

Esta obra se publica bajo el sello de Xoroi Edicions.

Editor: Henry Odell
e–mail: p21@pensodromo.com

ISBN: 978-1719202497

Cualquier forma de reproducción, distribución, comunicación pública o transformación de esta obra solo puede ser realizada con la autorización de sus titulares, salvo excepción prevista por la ley. Diríjase a CEDRO (Centro Español de Derechos Reprográficos, www.cedro.org) si necesita fotocopiar, escanear o hacer copias digitales de algún fragmento de esta obra.

*A Sara y a Tania,
y a mi aita, que se ponga bueno*

Agradecemos especialmente a nuestros maestros José María Álvarez, Chus Gómez y Fernando Colina. Sus contribuciones y apoyo han mejorado considerablemente este libro.

También han formado parte del desarrollo: Sara García, Tania Fábrega, Purificación Villada, Pedro Brun, Adriá Casanovas, Irene Muñoz, José Manuel de Manuel, Mari Loki, Ruso, Carlos Rey y nuestro editor Henry Odell, y a Fernando Pena por la ilustración de la cubierta.

Índice

Prólogo 13
La psicología y la psiquiatría son múltiples,
pero la clínica es una 13

Palabras previas 23

I. Las psiquiatrías 27
    1. Cosas de la historia. Los síntomas 27
    2. Las psiquiatrías en acción 53

II. Los nombres de las psiquiatrías hoy 63
    1. Esquizofrenia 63
    2. Bipolar 72
    3. TdAH 79
    4. Drogas 87

III. Cosas de científicos ¿Qué ciencia en psiquiatría? 99

IV. Los diagnósticos o de la no existencia de las
enfermedades mentales 107

V. El Otro diagnóstico 133

VI. Los tratamientos 147
    1. Los ansiolíticos 147
    2. Los neurolépticos. Los mitos en el tratamiento
    de la locura 153
    3. Los antidepresivos 181
    4. La chispa de las psiquiatrías. La TEC 200
    5. Las psicoterapias 230

Palabras finales 257

Sobre los autores 263

Prólogo

La psicología y la psiquiatría son múltiples, pero la clínica es una

1. La condición humana es amalgama

La condición humana es sinuosa y poliédrica, singular mezcla de materiales dispares. Reflejo de ello es el cúmulo de irresolubles contradicciones que arrastramos y que conforman nuestra discordante identidad. Ni lo que pensamos escapa a la imperfección, ni lo que sentimos se libra del revoltijo. Montaigne, en uno de su más vibrantes ensayos, el titulado «Nada de lo que experimentamos es puro», analizó esta circunstancia y concluyó: «El hombre, en todo y siempre, no es más que amalgama y mezcolanza». El hombre, en definitiva, no es uno sino múltiple. Su esencia no radica en la entereza; al contrario, se afirma en la división. En torno a esa fractura constitutiva se origina nuestro *pathos*, dolor de existir, alienación, escisión, fondo melancólico, locura, insatisfacción esencial o como queramos llamarlo.

Esta multiplicidad propia de la condición humana afecta asimismo a los saberes que se ocupan de ella. A medida que se le aproximan y la escrutan, la uniformidad de esos saberes se resiente y las paradojas saltan a escena. Que existan orientaciones tan contrastadas en el mundo *psi* se debe más a esa mezcla originaria que a los puntos de vista, creencias o enfoques de cada quien. Por eso la psiquiatría no es una y por eso la psicología tampoco es una. No lo son puesto que el estudio de la condición humana, sus alteraciones y tratamientos se contagian de esa miscelánea primigenia —en otro tiempo representada por la melancolía— y acaban padeciendo de la misma mixtura.

Ahora bien, ante el reconocimiento de esa mezcla originaria los estudiosos asumen actitudes muy distintas, casi extremas. A unos les irrita y se la sacan de encima a las primeras de cambio y por la bravas. Aducen en su defensa que el pensamiento científico no consiente a las contradicciones, que no se puede afirmar tal cosa y la contraria, o que la presencia de contrasentidos es un error de observación. Además, las actitudes reduccionistas no dudan en soslayar cualquier contrariedad que les obligue a forzar el rígido método científico, con lo cual su campo de acción se restringe a ámbitos de estudio cada vez más circunscritos y alejados de esas disonancias propias de la condición humana. Esta posición reduccionista y parcial contrasta con la de quienes procuran convivir con las paradojas y aprovecharlas para extraer algo de ellas. Al tratarse del estudio de la condición humana, complejo de por sí, estos dos puntos de vista conciben teorías de lo más dispares y alejadas entre sí. Tal es el suelo complejo en el que se asienta nuestro mundo *psi*, tan plagado de visiones contrarias, incluso asintóticas.

2. *Un libro escrito en el dialecto de la ciencia y crítico con el cientificismo*

Fiel reflejo de lo que estudia, *Cosas que tu psiquiatra nunca te dijo* exhibe un deslumbrante compendio de misceláneas. De ahí que, a medida que avanzamos en su lectura, nos familiarizamos con la fragmentación del campo de la psicología y de la psiquiatría, hecho del que los autores, Javier Carreño y Kepa Matilla, se hacen eco con términos como *las psiquiatrías*, habitual en estas páginas. Como los neologismos de los paranoicos de los que hablara Ludwig Snell, *las psiquiatrías* es el significante alrededor del cual gravitan todas las significaciones desplegadas en esta obra. Su uso en plural habla por sí sólo de ese tejido, confeccionado con los más variopintos hilos, que da cuerpo a la psicología y a la psiquiatría.

Aunque parezca ingenuo, el sólo hecho de afirmar que la psicología y la psiquiatría son múltiples causa un persistente desagrado a quienes se creen en posesión de la verdad y ven legítima únicamente la suya, porque, en todo caso, las otras son meras seudociencias o antiguallas propias de un museo. Con este argumento recurrente se despacha a los contrincantes y se da por terminado el debate antes incluso de iniciarlo. Sin embargo, lo más habitual es que las corrientes contrarias no bajen a la arena y permanezcan acantonadas en sus respectivos guetos, cada una con sus cosas, alejadas e ignorantes de que existe una lengua común que facilita el diálogo.

Este libro, en cambio, es de los que discute los argumentos del oponente sin perderle la cara y usando las mismas armas. Porque lo más usual en nuestro medio es que se refute al contrario hablando cada uno en su propio dialecto. De esta forma, no hay manera de ponerse de acuerdo en nada y las posiciones se distancian cada vez más, con lo cual cada uno de los contendientes acaba reafirmándose en la razón que ya se atribuía. Pero *Cosas que tu psiquiatra nunca te dijo*, aunque es una obra crítica con la corriente *psi* hoy día imperante, toma sus argumentos de las mismas fuentes y de los mismos estudios de vocación neurocientífica que sus adversarios escriben y usan para fundamentar su visión. Las conclusiones a las que llega, sin embargo, distan mucho de las que ofrecen las publicaciones de impacto, esos *papers* de los que se hace eco la enseñanza oficial y constituyen el cuerpo doctrinal que nutre a las futuras generaciones de especialistas.

La elección del mismo dialecto posibilita una nueva valoración de los datos que sirven de apoyo a las teorías neurocientíficas sobre el *pathos*. Es ahí donde pueden verse los forzamientos y las tergiversaciones en los que incurren los ideólogos del discurso hegemónico para reafirmar sus puntos de vista, tan interpretativos como los de aquéllos a quienes critican su falta de rigor científico. Es ahí también donde se aprecia cómo la ciencia *psi* se degrada en cientificismo y éste a su vez en ideología, cómo detrás del trampantojo de la fiabilidad y la evidencia se esconden muchas figuras de cartón piedra, más de las que los profanos suelen pensar y más de las que los especialistas se atreven a confesar. Y de eso trata este libro, de analizar concienzudamente en cada uno de sus capítulos esas rutilantes figuras, desnudarlas de la retórica cientificista que les da consistencia y confesar las miserias y deformidades que esconden.

Escrito en el dialecto de la ciencia, como decíamos, *Cosas que tu psiquiatra nunca te dijo* examina el estado actual de la corriente *psi* dominante, amalgama de neurobiología y cognitivismo. Lo hace a partir de un enfoque bien definido, a su vez combinación del psicoanálisis de orientación lacaniana y de los grandes pensadores de la psicopatología. Como precisan sus autores, su obra «navega entre los cuentos y los estudios científicos, entre los ensayos clínicos y el psicoanálisis, con el timón, por supuesto, de la psicopatología y la historia de la locura».

Al igual que su enfoque está bien concretado, también es muy precisa y legítima su finalidad. En esto Carreño y Matilla no se andan con remilgos y ponen boca arriba sus cartas. Cada una de las páginas de esta obra expresa, a veces de forma vehemente aunque con sólidos argumentos, el deseo de cambio de rumbo que, desde hace casi medio siglo, guía las teorías y prácticas *psi*. Sus *Cosas...* constituyen una contribución tendente a resituar el *pathos* en el seno de la condición humana y a recuperar el diálogo con el doliente, un movimiento pendular que aligeraría el lastre del cientificismo y rebajaría la omnipotencia del capitalismo en el ámbito sanitario. Desde este punto de vista, los autores denuncian los efectos de enmudecimiento del sujeto ocasionados por la ciencia ficción psicológico-psiquiátrica y aportan su granito de arena con vistas a recuperar la clínica en su sentido más noble.

3. *Las teorías son múltiples pero la clínica es una*

La historia de la clínica mental muestra el continuo contrabalanceo entre dos posiciones, una enraizada en los presupuestos biológicos y otra en los postulados psicológicos. Estos puntos de vista se suceden desde la Antigüedad. Su alternancia sobreviene cuando la posición en ese momento hegemónica se engalana de una retórica abstrusa, pierde la referencia de la clínica y exhibe con el oponente una soberbia despectiva. Paradigmático de esta basculación fue el relevo que —hace ahora medio siglo, en EE. UU.— dio la corriente somática al psicoanálisis, el más genuino representante de las modernas concepciones psicológicas. En aquellos años, el psicoanálisis norteamericano había copado las cátedras universitarias y las jefaturas clínicas de muchos hospitales y según sus directrices se formaba a los futuros especialistas. Sin embargo, el problema principal que le llevó al ostracismo no fue la acumulación de poder sino el hecho patético de haberse convertido en una caricatura de sí mismo y además ignorarlo. Pues bien, algo parecido comienza a vislumbrarse ahora, aunque es la corriente entonces triunfadora la que padece esa enfermedad mortal.

Desde hace varias décadas, son cada vez más los estudios

que denuncian la falacia del discurso cientificista en el terreno *psi*. Todos sus principales apoyos son cuestionados y se cimbrean más de lo previsto: unos denuncian el artificio de las clasificaciones internacionales, otros la turbiedad de las investigaciones neurobiológicas y la mayoría ponen en entredicho la prometida eficacia de los tratamientos psicofarmacológicos y cognitivos. Hoy día cunde el recelo donde hace dos décadas muy pocos se atrevían a objetar algo acerca de los incomparables avances conseguidos por la ciencia en nuestro ámbito. De los psicofármacos, por ejemplo, ya no se dice que *curan* las enfermedades mentales o que son el único tratamiento posible. Más bien se da por hecho que ni curan ni son el único tratamiento. Además, cada vez con más insistencia, tanto en medios profesionales como entre la gente de la calle, se mira con creciente desconfianza a las terapéuticas biológicas aplicadas a la patología mental, más aún cuando las recientes publicaciones advierten de su incidencia negativa en la recuperación de muchos pacientes.

Miscelánea, heterogeneidad, amalgama, psicologías, psiquiatrías y otros términos aquí repetidos hablan a las claras del suelo resbaladizo sobre el que nos movemos. En este mundo *psi* los hechos son inciertos y se imponen las interpretaciones. Es imposible no elegir y alinearse con una de las dos corrientes preponderantes. Dependiendo de la que escojamos, los mismos datos obtendrán valoraciones distintas. Se trata de modelos tan opuestos que unos creen a pie juntillas en las enfermedades mentales y otros siguen hablando de locura; mientras éstos alaban la efectividad terapéutica de la palabra y la transferencia, aquéllos se deshacen en elogios de la eficacia de los medicamentos y otros tratamientos biológicos. No hay reconciliación posible.

En uno de los epígrafes finales del libro, titulado «Los estudios sobre la eficacia del psicoanálisis», se evocan los comentarios de Ann-Louise Silver. Esta psiquiatra, que trabajó durante muchos años en la clínica Chestnut Lodge, recuerda el cambio que observó en sus pacientes a raíz de la introducción de los psicofármacos. Silver rememora que en el periodo anterior a los medicamentos sus pacientes esquizofrénicos se involucraban sentimentalmente, se casaban, tenían hijos y se relacionaban con sus cónyuges e hijos; en cambio, una vez que comenzó a usar psicofármacos ninguno de sus pacientes estableció nunca una nueva relación.

Este simple comentario puede ser interpretado de muchas formas, dependiendo de lo que consideremos deseable para los pacientes. Seguramente todas esas interpretaciones puedan compendiarse en dos grandes posiciones: una que prefiere el orden social y que el enfermo esté tranquilo y no se meta en líos ni los ocasione; otra que consiente más a la locura, tolera el ruido que provoca y le cede un espacio a nuestro lado. De nuevo vemos aparecer la sempiterna polémica entre los modelos de corte biomédico y los psicológicos. Sin embargo, aunque no haya reconciliación posible entre teorías tan antagónicas sí existe un terreno común y un lenguaje común. La clínica es ese terreno común y la psicopatología —en especial la semiología— su lenguaje común. Los que miran al cielo y los que miran al suelo, los platónicos y los aristotélicos, los psíquicos y los somáticos, los freudianos y los kraepelinianos, todos ellos provienen de una única patria a la que, como Ulises, conviene retornar periódicamente.

Javier Carreño y Kepa Matilla se estrenan como autores con esta obra que a nadie dejará indiferente; eso lo damos por seguro. La condición humana es amalgama, la psicología y la psiquiatría son múltiples y ellos, como no podía ser de otro modo, son sumamente distintos. Escrito a dos manos, *Cosas que tu psiquiatra nunca te dijo* combina la intuición fulgurante, la ocurrencia que llega como el relámpago y el ímpetu con la parsimonia, la sistematización y el academicismo. Pero también ellos, pese a estar poseídos por estilos tan contrastados, se encuentran en el terreno de la clínica, su sello identitario y patria común.

José María Álvarez y Fernando Colina

Palabras previas

Las palabras aquí vertidas son fruto de largas conversaciones, asombros comunes y frecuentes paseos tras conferencias, seminarios, congresos y supervisiones en los que dividimos las tareas y comenzamos a trabajar los diferentes apartados del presente libro. Posteriormente, cada uno de nosotros reescribió y corrigió todo el material, por lo que, como uno bien podrá imaginarse, llegamos al extremo de poner en jaque nuestra propia amistad. Quizás sea esta última palabra, «amistad», la que dé nombre al motor que ha posibilitado la consecución de este libro y la que ha logrado prevalecer, al fin, por encima de nuestras respectivas individualidades. Nos dimos cuenta de que o bien uno se tragaba su propio ego, o no había manera de crear un mensaje común capaz de sostenerse como causa. No cabe duda que esta forma de hacer ha sido grabada a fuego en nosotros por la inestimable enseñanza de nuestros maestros

José María Álvarez, Chus Gómez y Fernando Colina, para quienes la amistad y la suma de elementos siempre fueron grandes valores a cultivar. Es por eso que una de nuestras principales preocupaciones ha sido la de hacer que el libro parezca escrito por una única persona, y como tal, siempre estará dividida.

A caballo entre la divulgación y el intento de rigor, hemos optado por un camino tangente dibujando un texto que navega entre los cuentos y los estudios científicos, o entre los ensayos clínicos y el psicoanálisis, con el timón, por supuesto, de la psicopatología y la historia de la locura. Sin duda, esperamos que este libro se pueda convertir en una modesta aportación para investigaciones futuras, sin tomar jamás como conclusiones irrebatibles las opiniones aquí expuestas, ni tampoco como fundamento para sostener posiciones encontradas con la corriente psiquiátrica oficial. Si el texto en sí pudiera dar a entender una intención diferente, no debe tomarse más que como una muestra del estilo de los autores. Por lo que jamás debería ocurrírsele a nadie tomar decisiones sobre la medicación basándose única y exclusivamente en los argumentos del presente libro, ya que dichas decisiones las debe tomar un especialista. Nuestro propósito únicamente fue mostrar lo que *tu psiquiatra no te dice,* pero sí publica en las revistas científicas más prestigiosas. Por tanto, sólo intentamos acercar a un público más general las conclusiones de dichos trabajos que, precisamente, ponen en cuestión las supuestas certezas y evidencias del campo de la psicopatología. No dudamos, en determinados puntos, poder llegar a estar equivocados, en tal caso querrá decir que la psiquiatría, como cualquier otra disciplina, no es más que un saber en movimiento.

Asimismo, este libro supone una breve y parcial respuesta a una pregunta que nos acogota desde nuestros tiempos de universidad, y que tiene que ver con la propia entidad del saber científico. Nuestra experiencia posterior siempre nos planteó el dilema de encontrarnos con saberes que no son medibles, que no se pueden cubrir bajo el paraguas de la ciencia y ciencias que, en realidad, no saben casi nada sobre la experiencia de lo humano. Por eso, esperamos que las siguientes páginas puedan dejar ese pequeño poso amargo que queda cuando uno acaba conociendo algo sobre los límites de su propia disciplina, en nuestro caso, la psiquiatría.

I. Las psiquiatrías

1. Cosas de la historia. Los síntomas

En 1964 Philip K. Dick publicó *Los clanes de la luna Alfana*[1]. Una gran novela de ciencia ficción ambientada en una luna-manicomio que fue abandonada por la Tierra como consecuencia de una guerra con los Alfanos. A raíz de esto, la luna se reorganiza en cinco clanes en función de los diagnósticos de las personas allí recluidas. Así, encontramos a los paranoicos *pares*, los maníacos *mans*, los lunáticos *esquizos*, los obsesivos compulsivos *ob-com* y los estáticos *hebes*. Su lucha y diatriba consiste en no caer de nuevo bajo el control médico-gubernamental. De fondo, como no puede ser de otra manera en una historia de locos del siglo XX, la CIA.

Esta apasionante novela no dista tanto de la historia de la psiquiatría ni del concepto actual de salud mental, y es que

---
1. *Cf.* Dick, P.H. (2003 [1964]), *Los clanes de la luna Alfana*, Barcelona, Minotauro.

la historia de la medicina, en su relación con la locura, es una suerte de maridaje con la reclusión y el exilio en sus diferentes formas. Son siglos de una mirada apartada, de soslayo, como se suele hacer con las enfermedades contagiosas, con la diferencia de que el vector de la enfermedad no es un peligro mortal, sino que se trata de un peligro para la razón[2]. Una llama incandescente que señala históricamente la fragilidad de nuestros discursos. Además, P. K. Dick también nos aporta otro elemento muy propio de la psiquiatría que no es otro que el arrabal de palabras que han rodeado siempre a la locura[3]. Han sido múltiples las formas de llamar a la locura y a los desórdenes mentales. Hasta el punto de que en el planeta Tierra hoy hay medio millar de formas de los llamados «trastornos mentales» como si se hubiese dado una explosión demográfica de un nuevo tipo de especie[4]. P. K. Dick nos ofrece aún una última comunión con la psiquiatría actual. El que ha sido el gran autor de referencia de la filmografía distópica contemporánea, articula su obra de ciencia ficción en torno a una pan-psicología donde el poder psiquiátrico toma las riendas de la política y de los negocios. Es P. K. Dick nuestro nuevo Julio Verne, que anticipa a través

---

2. Véase sobre la historia de la locura y de la psicopatología, especialmente: Foucault, M. (1997 [1964]), *Historia de la locura en la época clásica*, 2 vols., México, FCE.; Bercherie, P. (1986), *Los fundamentos de la clínica*, Buenos Aires, Manantial; Lantéri-Laura, G. (2000), *Ensayo sobre los paradigmas de la psiquiatría moderna*, Madrid, Triacastela; Huertas, R. (2005), *El siglo de la clínica*, Madrid, Frenia; Álvarez, J.Mª (2008), *La invención de las enfermedades mentales*, Madrid, Gredos; Castel, R. (2009), *El orden psiquiátrico. Edad de oro del alienismo*, Buenos Aires, Nueva Visión.

3. *Cf.* Berrios, G. (2008), *Historia de los síntomas de los trastornos mentales*, México D.F., F.C.E., 2008.

4. *Cf.* American Psychiatric Association (2014), *Manual diagnóstico y estadístico de los trastornos mentales*, 5a ed., Madrid, Editorial Médica Panamericana.

de la literatura el devenir actual de la psiquiatría como ciencia-ficción encharcada de poder y falsa ciencia.

Tomando como referencia esta sugerente idea de P. K. Dick, vamos a tratar de realizar un planteamiento ordenado que nos permita conceptualizar las diferentes formas del malestar subjetivo.

La locura y la cordura

> *El primer grado de locura es creerse cuerdo,*
> *y el segundo, proclamarlo.*
>
> Proverbio italiano

La locura y la cordura son dos formas de estar en el mundo, dos respuestas ante lo traumático de la existencia que es el encuentro con el lenguaje[5]. Ésta es la plaza principal donde

---

5. Tratamos de exponer aquí ciertas ideas desarrolladas a partir de la enseñanza de Jacques Lacan respecto a la relación del lenguaje y la locura. Puede consultarse, por ejemplo: Lacan, J. (1998 [1955-56]), *El Seminario, libro 3. Las psicosis*, Buenos Aires, Paidós; Lacan, J. (1984 [1957-58]), «De una cuestión preliminar a todo tratamiento posible de la psicosis», en *Escritos 2*, México, Siglo XXI; Lacan, J. (2006 [1975-76]), *El seminario, libro 23. El sinthome*, Buenos Aires, Paidós. En esta última obra Lacan es explícito al afirmar lo siguiente: «Se trata más bien de saber por qué un hombre normal, llamado normal, no percibe que la palabra es un parásito, que la palabra es un revestimiento, que la palabra es la forma de cáncer que aqueja al ser humano. ¿Cómo hay quienes llegan a sentirlo?» (p. 93). A su vez, también pueden rastrearse algunas de sus fuentes, por ejemplo, para la locura, véase especialmente: Clérambault, G.G. de (1942), *Œuvre Psychiatrique*, 2 vols., París, Presses Universitaires de France. Un planteamiento generalizado de esta concepción del lenguaje la encontramos en Martin Heidegger, quien se expresa en los siguientes términos: «El lenguaje es la casa del ser. En su morada habita el hombre. Los pensadores y poetas son los guardianes de esa morada» (Heidegger, M. (2006), *Carta sobre el «Humanismo»*, Madrid, Alianza, p. 11). Por otra parte, muchas de estas cuestiones pueden encontrarse resumidas en el texto de uno de nosotros: Matilla, K. (2016), «Lenguaje y automatismo», *Cuadernos de psiquiatría comunitaria*, 13 (1), pp. 35-44.

se gesta el gran drama inicial, que estriba en conocer los signos y en averiguar cómo ser parte de ellos. La locura implica algún tipo de desacuerdo y de rechazo hacia algo de lo impositivo y fundador del lenguaje, y este desencuentro tiene como consecuencia la presencia insondable de la oscura melancolía[6], que queda así inscrita como manifestación central del dolor que produce la existencia. En sí, la locura es un intento de resistencia, una gran escapada, como el rincón del sueño del que uno no se quiere retirar cuando la realidad del despertador llama a la puerta[7].

La cordura, siempre supuesta, es prima hermana de la locura y muestra también un rechazo, pero de otro orden. Un rechazo con collar al cuello. Es el rechazo del que se asoma al abismo atado con una cuerda, quizás la cuerda de los cuerdos. Este abismo es un lugar donde las palabras pierden el sentido y pueden llegar a desarticularse hasta hacerse

---

[6]. Son varios los autores que entienden la melancolía como el fondo de la psicosis. Seguimos aquí los planteamientos realizados por nuestros maestros José María Álvarez y Fernando Colina sobre «los polos de la psicosis». Puede consultarse: Guislain, J. (1852), *Leçons orales sur les phrénopathies ou traité théorique et pratique des maladies mentales*, 3 tomos, Gand, L. Hebbelynck; Griesinger, W. (1997 [1865]), *Patología y terapéutica de las enfermedades mentales*, 2 tomos, Buenos Aires, Polemos; un excelente resumen sobre el concepto de «psicosis única» se encontrará en: Huertas, R. (1999), «Nosografía y antinosografía en la Psiquiatría del siglo XIX: en torno a la psicosis única», en *Revista de la Asociación Española de Neuropsiquiatría*, vol. XIX, nº 69, pp. 63-76; también puede consultarse: Llopis, B. (2003 [1954]), «La psicosis única», en *La psicosis única, escritos escogidos*, Madrid, Triacastela; así como nuestro trabajo: Carreño, J. y Matilla, K. (2014), «El fondo melancólico de la locura», (inédito).

[7]. Las primeras ideas de Freud sobre la psicosis reflejan esta cuestión. Véase especialmente: Freud, S. (1976 [1894]), «Las neuropsicosis de defensa», en *Obras completas*, t. 3, Buenos Aires, Amorrortu editores; Freud, S. (1976 [1896]), «Nuevas puntualizaciones sobre las neuropsicosis de defensa», t. 3, *op. cit.*

añicos en forma de ruidos mudos[8]. Las fronteras del cuerpo propio se desdibujan y los órganos se fragmentan invadidos por una informe experiencia angustiante[9]. Se trata de un precipicio de gran calado filosófico, un límite a nuestro saber que presenta la misma falla que el loco muestra cuando, desde lo más hondo de su sufrimiento, sólo acierta a construir textos incoherentes y a sostener un habla indescifrable[10]. Esta falla, este abismo, no es otra cosa que el reflejo de la propia estructura del lenguaje.

El loco mira sin ambages al corazón del lenguaje y no duda en soslayar la insuficiencia de su estructura. En ese camino permanece ajeno, en la frontera de las cosas humanas, con la distancia del que se sabe ganador de un juego que no existe. Trágicamente, esta treta suele fracasar de manera estrepitosa. Dada la radicalidad de su apuesta, su caída y fracaso es a menudo más estruendosa y palmaria. Todos los mensajes, las palabras, los códigos aparecen inanes y reverdecidos como una pesada plomada que aplasta al loco. Lo rechazado le vuelve en forma de voces, órdenes e injurias, o como mensajes descabalgados y entrecortados. Al principio, como un rumor, un ruido o una vaga referencia al sujeto. Poco a poco, los ruidos se tornan palabras, juegan entre ellas, se replican en calambures y asonancias. Se le hace al cuerdo imposible definir este momento acostumbrado como está al baile sugerente

---

8. *Cf.* Séglas, J., (1934), «Préface», en EY, H., *Hallucinations et délires*, París, Alcan, pp. I-X; y Clérambault, G.G. de (1942), *Œuvre Psychiatrique, op. cit.*
9. Véase la descripción de Bleuler sobre la esquizofrenia: Bleuler, E. (1993 [1911]), *Demencia precoz. El grupo de las esquizofrenias*, Buenos Aires, Lumen.
10. Véase la «locura discordante verbal» que describe Chaslin: Chaslin, Ph. (1998 [1912]), Éléments *de sémiologie et clinique mentales*, París, Privat, pp. 803-14.

del sentido[11]. Los grandes estudiosos se remiten a la poesía para poder captar algo de ese acontecimiento inicial de la locura. Se habla del «paso de un pensamiento invisible», del «devanado mudo de los recuerdos»[12]. Fórmulas poéticas que son la única vía para definir la experiencia de la locura como estallido del lenguaje y desvelamiento profundo de su propia evanescencia y contingencia.

A pesar de este rechazo, otro detalle asoma en el fragor de la catástrofe. Y es que todas esas voces e injurias no pasean simplemente por el pensamiento fragmentado del loco, sino que claramente están dirigidas a él[13]. En esta referencia comienza a intuirse algo de la diferencia con lo difuso del enfermar de los cuerdos. Esta radical diferencia es la certeza[14]. Al revés de los síntomas del cuerdo, plagados de dudas y vacilaciones, en la locura, desde el primer fenómeno

---

11. Véanse los desarrollos de Freud sobre la *Verwerfung*, por ejemplo: Freud, S. (1976 [1894]), «Las neuropsicosis de defensa», t. 3, *op. cit.*; Freud, S. (1976 [1896]), «Nuevas puntualizaciones sobre las neuropsicosis de defensa», t. 3, *op. cit.*; lo que Lacan plantea sobre la «forclusión»: Lacan, J. (1998 [1955-56]), *El Seminario, libro 3. Las psicosis, op. cit.*; el trabajo sobre este último concepto que desarrolla Jean-Claud Maleval: Maleval, J.-C. (2002), *La forclusión del Nombre del Padre. El concepto y su clínica*, Buenos Aires, Paidós; la descripción de la experiencia inicial de la psicosis que realiza Colette Soler: Soler, C. (1993), «L'expérience *énigmatique* du psychotique, de Schreber á Joyce», *La Cause Freudienne revue de psychanalyse*, 23, pp. 23-35; y, por supuesto, las extraordinarias memorias del Presidente Daniel Paul Schreber, donde nos presenta una magnífica descripción de la locura desde dentro: Schreber, D.P. (2003 [1900-02]), *Sucesos memorables de un enfermo de los nervios*, Madrid, AEN.
12. Clérambault, G.G. de (1942 [1924]), «Les psychoses hallucinatoires chroniques. Analyse. Pathogénie», *Œuvre Psychiatrique*, vol. II, *op. cit.*, pp. 507-08.
13. *Cf.* Neisser, C. (1997 [1891]), «Disertación sobre la paranoia desde el punto de vista clínico», en J.Mª Álvarez y F. Colina (Dirs.), *Clásicos de la paranoia*, Madrid, Dor.
14. Sobre la certeza véase especialmente: Álvarez, J.Mª (2013), «La certeza como experiencia y como axioma», en *Estudios sobre la psicosis*, Barcelona, Xoroi edicions.

hasta los delirios más floridos, se denota arrogante una certeza desconocida para la cordura y que se torna en hilo conductor de todos los fenómenos. Esta apuesta toma las más variadas formas. Desde la certeza paranoica de significación personal[15], hasta su reverso melancólico de insignificación personal[16]. En medio, se dan toda una suerte de posiciones más arrebatadas por el vacío que por las respuestas urgentes de la certeza. La puerilidad y el retorno a la infancia de la hebefrenia[17], la ironía[18] y el habla parásita de la esquizofrenia[19] o, aún más atomizante, el simple y llano horror ante la propia existencia de la arbitrariedad del lenguaje que acaece en los estados iniciales del autismo[20].

Al contrario de lo que se piensa habitualmente, muchos locos son capaces de manejarse en esos embrollos. De hecho, si encuentran la manera de hacerlo, no tendrán

---

15. El término de Neisser es «autorreferencia enfermiza» (*krankhafte Eigenbeziehung*), pero se habla de «significación personal» porque Sérieux y Capgras lo tradujeron así al francés (*signification personnelle*) (Sérieux, P. y Capgras, J. (1909), *Les folies raisonnantes. Le délire d'interprétation*, París, Alcan. Edición castellana: Sérieux, P. y Capgras, J. (2007 [1909]), *Las locuras razonantes. El delirio de interpretación*, Madrid, Ergon, La Biblioteca de los Alienistas del Pisuerga).
16. Sobre la indignidad en la melancolía puede consultarse: Cotard, J. y Séglas, J. (2008), *Delirios melancólicos: negación y enormidad*, Madrid, Alienistas del Pisuerga.
17. *Cf.* Hecker, E. (1998 [1871]), «La hebefrenia», en E. Kraepelin, K. Kahlbaum y Hecker, E., *La locura maníaco-depresiva, la catatonia y la hebefrenia*, Buenos Aires, Polemos.
18. *Cf.* Miller, J.-A. (1993), «Ironía», en *Uno por Uno. Revista mundial de psicoanálisis*, pp. 6-12.
19. *Cf.* Clérambault, G.G. de (1942 [1919]), «Automatisme mental et scission du moi», *Œuvre Psychiatrique*, vol. II, *op. cit.*
20. *Cf.* Kanner, L. (1943), «Autistic disturbances of affective contact», *Nervous Child*, 2, pp. 217-50.

porqué estar locos. Los delirios[21], las identificaciones[22], los tratamientos y las diferentes suplencias que estos sujetos realizan les puede permitir llevar una vida indistinguible de la de los cuerdos. En ocasiones, estas experiencias quedan como sueños difusos, en otras, como delirios estructurados y funcionales que evitan el paso por el desfiladero. Si bien hay otros que nunca se las han tenido que ver con esa luz cegadora o bien, conscientes de esa cercanía, han sabido mantenerse al margen. Son estas locuras diarias, ordinarias, normales las que inundan la historia de las psiquiatrías y las que dan cuenta de su cercanía para con la razón[23].

Lamentablemente, a la locura el tiempo le borró sus talentos[24]. Si para los antiguos la locura era digna de elogio y estaba relacionada con el saber, con la razón, con la

---

21. *Cf.* Freud, F. (1976 [1911 {1910}]), *Puntualizaciones psicoanalíticas sobre un caso de paranoia (Dementia paranoides) descrito autobiográficamente*, t. 12, *op. cit.*

22. *Cf.* Deutsch, H. (1968 [1934-38]), «Algunas formas de trastorno emocional y su relación con la esquizofrenia», *Revista de psicoanálisis*, 25, pp. 413-31.

23. Sobre esta cuestión existe una amplia bibliografía, véase, principalmente: Álvarez, J.Mª (2016), «Sobre las formas normalizadas de la locura. Un apunte», *Freudiana*, 76, pp. 77-89; Deffieux, J.-P. (1999), «Un caso no tan raro», en J.-A. Miller *et al.*, *Los inclasificables de la clínica psicoanalítica*, Buenos aires, Paidós, pp. 201-07; Esquerdo, J.Mª (1881), *Locos que no lo parecen. Garayo el Sacamantecas*, Madrid, El liberal; Trélat, U. (2014), *La locura lúcida*, Madrid, Ergon. La Biblioteca de los Alienistas del Pisuerga; Palomera, V. (2013), *Psicosis ordinarias sus orígenes, su presente y su futuro*, Granada, Universidad de Granada; Miller, J.-A. (2009), «Effect retour sur la psychose ordinaire», *Quarto*, 94-95, pp. 40-51; Maleval, J.-C. (2003-05), «Elementos para una aprehensión clínica de la psicosis ordinaria», en http://bit.ly/2IkKA50 [consultado por última vez el 9 de junio de 2017]; Álvarez, J.Mª y Matilla, K. (2018), *La locura normalizada*, en prensa.

24. Ésta es una de las tesis principales de Foucault, véase: Foucault, M. (1997 [1964]), *Historia de la locura en la época clásica, op. cit.*

adivinación y con la genialidad[25], el paso de las psiquiatrías le quitó cualquier atisbo de ello, dándole primero unas cadenas y luego una cama, una pastilla, un bastón y un carnet de minusválido[26]. Al loco le quitaron el derecho a la angustia y la tristeza asociadas al estar vivo, a cambio de epígrafes con números y etiquetas doradas de sustancia farmacéutica. Las pasiones, tan dignamente humanas que se apoderaban de los héroes homéricos arrastrándolos a la locura, eran sustituidas por desarreglos químicos y daños cerebrales[27]. En este cambio a batas blancas y máquinas futuristas, el loco no tiene nada que decir, porque cada vez tiene menos interlocutores que le

---

25. Este tema ha sido extensamente tratado, puede consultarse desde el clásico *Problema XXX, 1* atribuido a Aristóteles: Aristóteles, *El hombre de genio y la melancolía. Problema XXX, 1,* Barcelona, Acantilado; o el *Fedro* de Platón: Platón (1988), *Fedro,* en *Diálogos III,* Madrid, Gredos, pp. 340 y ss; hasta los estudios actuales, por ejemplo: La Croce, E. (1981), «El concepto de locura en Grecia clásica», *Acta psiquiátrica y psicológica de América Latina,* 27 (4-5), pp. 285-91; Simon, B. (1978), *Razón y locura en la antigua Grecia,* Madrid, Akal; Dodds, E.R. (1997), *Los griegos y lo irracional,* Madrid, Alianza; Aristóteles (1985), *Ética Nicomáquea,* Barcelona, Gredos, pp. 295-96. 1147a 11 ss; Jackson, S.W. (1989), *Historia de la melancolía y la depresión. Desde los tiempos hipocráticos a la época moderna,* Madrid, Turner; Pigeaud, J. (1987), *La maladie de l'âme:* étude *sur la relation de l'âme et du corps dans,* París; Klibansky, R., Panofsky, E. y Saxl, F. (1991), *Saturno y la melancolía,* Madrid, Alianza.

26. Como más adelante explicamos, esta operación se fraguó con Kraepelin a finales del siglo XIX, y su propuesta de convertir la locura razonante o paranoia en demencia precoz (véase Kraepelin, E. (2005 [1899]), *Dementia praecox y paranoia,* Buenos Aires, De la campana [traducción de la sexta edición]). La obra del profesor de Munich supuso la culminación del paradigma de las «enfermedades mentales» (véase Lantéri-Laura, G. (2000), *Ensayo sobre los paradigmas de la psiquiatría moderna, op. cit.*). Posteriormente, esta visión deficitaria será retomada por los así denominados «neo-kraepelinianos», a finales de los setenta y principios de los ochenta del siglo XX.

27. Respecto a las pasiones en la Antigüedad, véase ante todo: Cicerón (2005), *Conversaciones en Túsculo,* Valladolid, AEN; en Homero la locura de los héroes era producto de la acción de las deidades, por ejemplo: Homero (1910), *La Odisea,* Barcelona, Montaner y Simón, p. 307 (canto XXIII, 10 y ss).

escuchen, convirtiéndose en testigo mudo de las operaciones prescriptivas de los doctores a los que se debe. Se le extrajo de sí algo de humanidad y se convirtió en objeto pasivo de los devenires de cortocircuitos neuronales. Qué tiempos aquellos donde se recomendaba enviar al loco a una facultad de filosofía antes que a la de medicina[28], o donde se proponía a uno de los locos más geniales de la historia como profesor de psiquiatría y director de un manicomio[29].

A la cordura, como si fuese una entidad cuántica, el tiempo le dio espacio hasta convertirse, desde el último cuarto del siglo XX, en la protagonista indiscutible del negocio de las psiquiatrías[30]. La cordura nunca tuvo un lugar específico hasta el siglo XVIII, momento en el que las diferentes formas de chirriar, de tropezar y de padecer cotidianos empezaron a conocerse como patología de los nervios[31]. La gente comenzó a sufrir de los nervios. Esta patología pasó a ser la forma común de estar en el mundo, fruto de la experiencia con los otros, la cultura y el lenguaje. Si, anteriormente, el malestar era parte consustancial de la vida, a partir de cierto momento, se fueron dibujando los trazos para ese proceso de psiquiatrización

---

28. Kant, I. (2014 [1798]), *Antropología en sentido pragmático*, ed. bilingüe, México, FCE, pp. 111-12 (§51).
29. Freud, S. y Jung, C.G. (1978), «Carta del 22 de abril de 1910 a Jung», en *Correspondencia*, Madrid, Taurus, p. 367.
30. Esta idea, como luego veremos, queda espléndidamente expuesta en: Healy, D. (2004), *Let them eat Prozac*, Nueva York, New York University Press.
31. La constitución del campo de la neurosis comienza con Willis y Sydenham, y termina cristalizándose con Cullen, que es quien propone el término (Cullen, W. (1788), *Elementos de medicina práctica*, 4 vols., t. 1, Madrid, Benito Cano, pp. LIX-LX). Sobre estas cuestiones, recomendamos leer: López Piñero, J.Mª (1985), *Orígenes históricos del concepto de neurosis*, Madrid, Alianza.

que acabó convirtiendo todo lo que no sonaba bien, en parte integrante de la orquesta de la enfermedad.

La depresión

> *Cuidado con la tristeza. Es un vicio.*
>
> Gustave Flaubert

Hoy es la depresión uno de los instrumentos principales en dicha orquesta. La tristeza es consustancial al ser hablante, le acompaña como fiel perro negro por el resbaladizo terreno de la claudicación, la apostasía del deseo y el desfallecimiento. Le hace viajar en caída libre cuando los ideales fracasan, cuando su vida se trunca, cuando pierde algo muy querido, cuando no atina a desanudar el nudo de la vida que le ahoga o cuando todo a su alrededor pierde sentido. La deflación del alma es la respuesta cuando la vida se vuelve insoportable o cuando ésta nos pide algo más allá de una inercia que rara vez estamos dispuestos a quebrar. Es un dejarse caer con renuncia a lo único que puede servirnos de salvavidas ante los atolladeros de la angustia: el deseo[32]. De hecho, es dar marcha atrás ante él, lo que irremediablemente lleva al ser hablante a caer[33].

---

32. Spinoza, B. (2005 [1677]), *Ética demostrada desde el orden geométrico*, Madrid, Trotta, p. 151 [125; Proposición 37].

33. Es ésta una de las lecturas posibles del famoso adagio freudiano *Wo Es war, soll Ich werden* (Donde Ello era, Yo debo devenir) (Freud, S. (1976), «31ª Conferencia. La descomposición de la personalidad psíquica», t. 22, *op. cit.*, p. 74), que insta a hacerse cargo del propio deseo, que el sujeto asuma el lugar de la enunciación donde se hace responsable de su enunciado. Teniendo en cuenta, como dice Miller, que «la ética del deseo —puesto que es lo que hay que agregar a la ética del psicoanálisis— no es sin embargo una ética de la liberación del deseo. El deseo, en el psicoanálisis, es un problema de ética, no se trata de liberarlo, sino de resolverlo» (Miller, J.-A. (1987), «No hay clínica

Cualquier situación cotidiana puede ser susceptible de causar flojedad del ánimo. Hete ahí una nueva clasificación de las depresiones: depresión laboral, depresión conyugal, depresión accidental, depresión traumática, depresión por pérdida, depresión por soledades, depresión por dolor acumulado, depresión por estar perdido en la vida, depresión tras constatar que uno no podrá salir con vida de este mundo, etc. Son tiempos depresivos, aunque la vida en sí no carece de ese sentimiento desde el momento mismo en que anticipamos que hay un final que siempre será incierto[34].

En la actualidad, la depresión es el fracaso del estado del bienestar[35]. Se ha buscado el *estar* y se ha olvidado el *ser*; se ha buscado el *bien* y se ha olvidado el *querer*, desconociendo que se suele tender a querer lo que a uno no le hace ningún bien[36]. Así, en las sociedades que nadan en la opulencia, no

---

sin ética», en *Matemas I*, Buenos Aires, Manantial, p. 128). Es de esta manera como entendemos lo que plantea Lacan: «Propongo que de la única cosa de la que se puede ser culpable, al menos en la perspectiva analítica, es de haber cedido en su deseo» (Lacan, J. (1988 [1959-60]), *El Seminario, libro 7. La ética del psicoanálisis*, Buenos Aires, Paidós, p. 379). La culpa, en este punto, central en la neurosis, según entendemos, abre la puerta al denominado «ánimo depresivo», esa «falla moral, como se expresaba Dante, incluso Spinoza: un pecado, lo que quiere decir una cobardía moral, que no cae en última instancia más que del pensamiento, o sea, del deber de bien decir o de reconocerse en el inconsciente, en la estructura» (Lacan, J. (1977), *Psicoanálisis. Radiofonía & televisión*, Barcelona, Anagrama, p. 101).

34. Heidegger, M. (1951), *El ser y el tiempo*, México, FCE, p. 277; véase también: Agamben, G. (2003), *El lenguaje y la muerte*, Valencia, Pre-textos.

35. *Cf.* Laurent, E. (2007), «La felicidad o la causa del goce», *Conferencia de clausura de las VI Jornadas de la ELP*, http://bit.ly/2FtYeEO [consultado por última vez el 23 de octubre de 2017].

36. Véase a este respecto el capítulo VII de *El malestar en la cultura*: Freud, S. (1976 [1930]), *El malestar en la cultura*, t. 21, *op. cit.*; así como la lectura aclaratoria que realiza Jacques-Alain Miller: Miller, J.-A. (2009 [1989]), «La ética del psicoanálisis», *Conferencias porteñas*, t. 1, Buenos Aires, Paidós.

es tanto el problema del no tener, sino el drama del glotón inflado de *bienestar* que sufre a pesar y debido a que nada le puede faltar. La búsqueda de lo pragmático, de lo que tiene salidas, de lo que da trabajo, es el féretro de la eficiencia, el yugo más alejado de lo humano, que se compone de sueños, deseos e ilusiones. El deseo es riesgo, pérdida e insatisfacción, precisamente, lo más alejado del glotón.

Es sorprendente que algo tan humano sea ahora, de golpe y porrazo, una enfermedad[37]. La tristeza que verdaderamente podemos patologizar es la del melancólico de la Antigüedad, aquélla que retomaron los primeros psiquiatras durante el siglo XIX[38]. Esa tristeza es la de aquél que se cree indigno y reduce su ser a la mayor miseria conocida, aquél que niega la existencia misma de sus órganos, la de su cuerpo y la del mundo que le rodea, a la vez que delira con su enormidad corporal, su culpa desmedida y su dolorosa inmortalidad. Esa tristeza es la de aquél que carga con el pecado del mundo

---

37. Desde la Antigüedad, la melancolía ha sido tratada por los filósofos y por los médicos. Los primeros destacaron la relación de ésta con el saber, el genio, la divinidad y las pasiones humanas; los segundos destacaron la vertiente del sufrimiento. Con el surgimiento del alienismo en el siglo XIX, se intentó dejar de lado la vertiente filosófica, destacando únicamente su aspecto patológico. Es indicativa, en este sentido, la conocida afirmación de Esquirol: «La palabra melancolía empleada en el lenguaje vulgar para expresar el estado habitual de tristeza de algunos individuos, debe dejarse a los moralistas y a los poetas, quienes, en sus expresiones, no están obligados a tanto rigor como los médicos» (Esquirol, J.-E.-D. (1919), *Dictionnaire des sciencies médicales, par une Société de Médicins et de Chirurgiens*, T. XXXII, Méd-Més, Panckoucke Éditeur, París, p. 148).

38. Sin duda hay un salto conceptual importante entre lo que hoy se considera que es la depresión y la idea de la melancolía en el alienismo. Véase, a este respecto, las descripciones de Pinel y Esquirol: Pinel, Ph. (1804), *Tratado médico-filosófico de la enajenación del alma, o manía*, Madrid, Imprenta Real; Esquirol, J.-D.-E. (1847 [1838]), *Tratado completo de las enagenaciones mentales, consideradas bajo su aspecto médico, higiénico y médico-legal*, 2 tomos, Madrid, Imprenta del Colegio de Sordo-Mudos.

y asegura estar cumpliendo una condena infinita[39]. No hay consuelo para él a menos que su delirio pueda hacer girar un ápice su atormentada existencia.

La angustia

La angustia es el vértigo de la libertad

Søren Kierkegaard

Entre las psiquiatrías, mecido en el rumor de las teorías, un afecto insoslayable ha sido siempre el protagonista de toda la psicopatología. Este afecto es la angustia[40]. La angustia es el afecto que no engaña[41]. No engaña porque, en principio, tampoco parece decir nada, ése es su drama. La angustia es el coágulo del espíritu, la ectasia del sentido en el cual todo parece que se derrumba y atisbamos nuestro fin en una especie de apoptosis del alma. Cualquiera que lo haya vivido lo recuerda muy intensamente y, en general, todos los humanos nos hemos encontrado con ella alguna vez. Forma parte de nuestros temores más ocultos y de nuestros deseos más prominentes, siendo estos últimos el bálsamo natural que nos aplicamos para acotarla y maniatarla. Dicen los filósofos que la angustia, aunque compañera eterna del hombre, está en los últimos años tomando las calles, las

---

39. Véase las magníficas descripciones de Cotard y Séglas: Cotard, J. y Séglas, J. (2008), *Delirios melancólicos: negación y enormidad*, op. cit.

40. Es Freud quien extrae la angustia y la convierte en una categoría psicopatológica: Freud, S. (1976 [1895]), «Sobre la justificación de separar de la neurastenia un determinado síndrome en calidad de "neurosis de angustia"», t. 3, *op. cit.*

41. Lacan, J. (2006 [1962-63]), *El Seminario, libro 10. La angustia*, Buenos Aires, Paidós, p. 130.

consultas y los bufetes de abogados[42]. También las revistas y los programas del corazón, donde es muy conocido el gusto por los ansiolíticos.

Dicen los estadísticos que, a menudo, la angustia va disfrazada al médico y que en el 50% de las consultas de atención primaria el médico no encuentra nada físico que motive el cuadro. Dicen que el 25% de la población toma remedios para mitigar la angustia[43]. Los diferentes protagonistas del malestar asisten atónitos el desfile del insomnio, la depresión y el suicidio. Los psiquiatras, los intelectuales, los políticos, crean manuales de uso, planes de prevención y elocuentes discursos de la reflexión. Buscan y encuestan para encontrar lo que falta, la x de una ecuación del alma que parece exiliada a la *sinpregunta*. Quizás, entonces, lo que falta es la falta[44]. Parece que hemos borrado la posibilidad de que nos falte algo, cosa imposible dada nuestra trágica humanidad. Porque nos faltan los nuestros, los cercanos, los vínculos y, en consecuencia, nos sobra el imperativo de ser felices y la obligación de que todo vaya bien. La angustia muda sólo señala el dislate que supone tener y no tener a la vez, el ser y no ser, el agujero insondable que nos deja el hecho de que hablando, a veces, parece que se puede todo y nada. En algún momento, casi por tradición, esta tragicomedia de lo humano ha arrumbado la praxis de las psiquiatrías.

Son tan abruptos y exigentes nuestros tiempos que a veces

---

42. *Cf.* Soler, C. (2004 [2000-01]), *Declinaciones de la angustia*, Barcelona, M. Pera y M. Pelegrí.

43. Estas cifras están extraídas de diferentes fuentes que aportan datos variables: http://bit.ly/2Fu4k8a; http://bit.ly/2p2d4Iw; http://bit.ly/2FuU3ZG [consultado por última vez el 23 de octubre de 2017].

44. Lacan, J. (2006 [1962-63]), *El Seminario, libro 10. La angustia, op. cit.*, p. 52.

la angustia irrumpe como una descarga. Hoy se prefiere llamarla «ansiedad» y su correlato físico lo conforma el *pack* taquicardia, hiperventilación, sequedad de boca, vértigo, mareo y sudoración profusa. En definitiva, todo el repertorio fisiológico que se despierta en el ser humano cuando la muerte, el peligro o las amenazas se tiñen de cercanía. Es el andamiaje biológico que tenemos para despistar y avanzar en la coyuntura de la incertidumbre. Este correlato físico a veces se expresa en salvas brutales, desoladoras, llamadas *panic attacks* o crisis de ansiedad. Para nosotros, en su profundidad histórica, es la angustia descarnada[45]. Estas conmociones suelen ser el resultado del colapso de las significaciones, del atolladero de mensajes imposibles entre «esto es lo que querían mis padres» y «esto es lo que quiero yo», o «yo debería ser

---

45. Respecto a esta cuestión, cuando Heidegger aborda el tema de la angustia en *Ser y tiempo*, en una nota a pie de página del parágrafo §40, comenta que tiene cierta lógica que los fenómenos de la angustia y del miedo hayan sido tratados en la teología cristiana, debido a que fue cobrando cierta relevancia el problema de la relación del hombre con respecto a Dios. Estos fenómenos comenzaron a entretejerse con la fe, el pecado, el amor y el arrepentimiento. Él cita a San Agustín, Lutero y Kierkegaard (Heidegger, M. (1951), *El ser y el tiempo, op. cit.*, p. 210). Es Colette Soler quien ha analizado esta cuestión y quien añade a esta lista a Pascal, a quien, según dice, Lacan consideraba un existencialista más (Soler, C. (2004 [2000-01]), *Declinaciones de la angustia, op. cit.*, pp. 55 y *ss.*). La idea es que, en la Modernidad, la relación del hombre con Dios cambió. La explicación religiosa del mundo fue cediendo terreno ante el ascenso imperioso de la ciencia que descubrió la mecánica que rige el universo lejos de la intervención divina, dando lugar a una experiencia distinta del ser, caracterizada por el vacío producido por este distanciamiento de Dios. Dicha experiencia quedaba reflejada en la célebre frase de Pascal: «El silencio eterno de los espacios infinitos me espanta» (Pascal, B. (2012 [1669]), *Pensamientos*, Madrid, Gredos, p. 416 [201]). Pero, antes de producirse este cambio, lo que Heidegger parece proponer es que la angustia estaba ya presente, de forma latente, en la temática de la culpa y la salvación. Hay otra frase atribuida a Pascal que da cuenta de este cambio en la relación del hombre con Dios: «No puedo perdonar a Descartes: hubiera querido, en toda la filosofía, poder prescindir de Dios; pero no ha podido evitar, para poner el mundo en movimiento, hacer que le diese un capirotazo; después de esto ya no necesita a Dios para nada» (p. 687 [1001]).

un padre así» pero «quiero ser de otra manera». A veces, toma también carices de género sobre «cómo ser hombre» o «cómo ser mujer» o cómo se es homosexual, transgénero o asexual. Paradójicamente, la supuesta libertad moral y la caída de los ideales tradicionales han dado alas a la angustia[46]. Ésta ha crecido y ha tomado la subjetividad de nuestra época al amparo de la ausencia de lazos y del culto al hedonismo individualista mezclado con una buena dosis de ignorancia. Un engrudo ideológico que ha despoblado a las sociedades occidentales de recursos simbólicos y relatos identitarios, desnudando la existencia en toda su contingencia. A su vez, de la mano de este terreno yermo de cultura, se atropellan respuestas a la angustia emponzoñadas de una pátina de fanatismo y segregación, cosa nítida a todas luces tras la última crisis económica. Una crisis que ha hecho de estos años un vergel de angustia, depresiones y suicidios[47].

---

46. Es lo que los sociólogos de la posmodernidad llaman la caída de los grandes relatos. Nietzsche suele ser considerado el primer pensador posmoderno por criticar la razón y los grandes ídolos, y, sobre todo, por proclamar el aserto «Dios ha muerto» (Nietzsche, F. (1990), *La ciencia jovial. La gaya scienza*, Caracas, Monte Ávila, p. 103). Sobre la posmodernidad puede consultarse, por ejemplo: Lipovetsky, G. (1986), *La era del vacío. Ensayo sobre el individualismo contemporáneo*, Barcelona, Anagrama; Lyotard, J.F. (1991), *La postmodernidad*, México, Gedisa; Bauman, Z. (2004), *Modernidad líquida*, México, FCE; Vattimo, G. (1988), *El fin de la modernidad. Nihilismo y hermenéutica en la cultura posmoderna*, Barcelona, Gedisa; Castells, M., Giddens, A. y Touraine, A. (2002), *Teorías para una nueva sociedad*, Madrid, Cuadernos de la Fundación M. Botín, No. 1. Lógicamente, esta nueva configuración de lo social trae consigo manifestaciones diferentes del malestar. Los sociólogos de la posmodernidad coinciden en destacar el aumento de la manifestación de las patologías narcisistas y límites descritas, principalmente, por dos psicoanalistas como son Kohut y Kernberg. Por ejemplo, Kohut habla de la «ansiedad de desintegración» (Kohut, H. (1984), *How does analysis cure?*, Chicago, University of Chicago Press, p. 16).

47. Extraído de: http://bit.ly/1lr2z9D [consultado por última vez el 23 de octubre de 2016].

La angustia no se dedica exclusivamente a explotar en crisis con forma de huracán afectivo que todo lo conmueve. Las más de las veces, se instaura como el ruido de fondo de una nevera o de un aire acondicionado. Es esa molestia diaria que va horadando el alma y en la que sólo se repara cuando se detiene por la distensión y el alivio que produce. Esta ansiedad de fondo forma el horizonte de sucesos que comparten la gran mayoría de los síndromes de las psiquiatrías. Los siguientes epígrafes reflejan nuestro intento por sistematizar este vasto continente del malestar contemporáneo.

Los cuerpos (1)

> *Las heridas que no se ven, son las más profundas.*
>
> William Shakespeare

Es muy habitual que los cuerpos sometidos a esta angustia latente, a este acecho perpetuo del malestar, terminen dibujando su propia piel de dianas en las que anidar la angustia[48]. Es

---

[48]. Puede rastrearse en Freud la relación entre la angustia y el cuerpo, bien sea desde la vertiente de la conversión o somatización, por ejemplo: Freud, S. (1976 [1890]), «Tratamiento psíquico (tratamiento del alma)», t. 1, *op. cit.*; Freud, S. (1976 [1893]), «Sobre el mecanismo psíquico de fenómenos histéricos», t. 3, *op. cit.*; Freud, S. (1976 [1895]), *Estudios sobre la histeria*, t. 2, *op. cit.*, p. 133; Freud, S. (1976 [1895]), «Sobre la justificación de separar de la neurastenia un determinado síndrome en calidad de "neurosis de angustia"», t. 3, *op. cit.*, p. 114. Tradicionalmente, se ha entendido el fenómeno conversivo dotado de un aparato simbólico, de un sentido; mientras que el fenómeno psicosomático se ha supuesto carente de dicho sostén simbólico. Esta manera de pensar corresponde a la denominada «escuela de Chicago» (Alexander, F. (Ed.) (1971), *Psiquiatría dinámica*, Buenos Aires, Paidós) y a la «escuela de París» (Marty, P. (1995), *El orden psicosomático: los movimientos individuales de vida y de muerte. Desorganizaciones y regresiones*, Valencia, Promolibro; Marty, P., M'Uzan, M., David, C. (1967), *La investigación psicosomática*, Barcelona, Luis Miracle). Sin embargo, siempre ha habido quien planteara un acercamiento del fenómeno psicosomático a la histeria conversiva (Chiozza,

frecuente y conocido desde la Antigüedad que enfermedades de la piel como la psoriasis, los eccemas, las dermatitis suelen estar desencadenadas y mantenidas por la angustia. Se adivina siempre una simetría entre los afloramientos sintomáticos en la piel y el montante de angustia que se va instalando. Por supuesto, no es sólo la piel externa, también la piel de dentro, las mucosas del aparato digestivo o incluso el epitelio de las vías respiratorias son nichos para la angustia. Famosas son las gastritis, las colitis, el asma o el reciente síndrome de colon irritable que florecen con la angustia. Lista a la que podemos añadir las cefaleas, los dolores genitales, los dolores generalizados y las contracturas musculares e incluso la fibromialgia, un dolor absoluto, errante, fluctuante, irregular, al capricho de los dichos, los disgustos, la hora del día y el vaivén de las pasiones[49]. Verdadero drama que recuerda a la siempre digna histeria, insondable en su padecer y desafiante ante cualquier intento terapéutico. Son las somatizaciones y la psicosomática un camino de vuelta a la medicina donde la palabra juega un papel principal, un tocar tierra para aquellos que flotaban con los aparatos de la ciencia y descuidaron la angustia muda que tiñe todos estos malestares.

La obsesión (2)

> *Pienso donde no soy, luego soy donde no pienso.*
>
> Jacques Lacan

La obsesión se pasea pertinazmente por la ribera de las

L.A. (1976), *Cuerpo, afecto y lenguaje. Psicoanálisis y enfermedad somática*, Buenos Aires, Paidós; Groddeck, G. (1973 [1923]), *El libro del ello*, Madrid, Taurus; Sami-Ali, M. (1991), *Pensar lo somático*, Buenos Aires, Paidós).

49. *Cf.* Martínez, F. (2008), *Juan Rof Carballo y la medicina psicosomática*, Madrid, Díaz de Santos.

psiquiatrías como quien hace el mismo trayecto todos los días para no ir a ninguna parte[50]. Se orilló al principio de los tiempos en la hipocondría griega, más tarde en el miedo al pecado de san Agustín de Hipona[51] y en los escrúpulos religiosos de san Ignacio de Loyola[52], atravesó a los maestros de la clínica en forma de locura lúcida[53], locura de duda[54] y paranoia rudimentaria[55] para, finalmente, desembocar en Freud, que encontró la fina hebilla que la enhebraba[56]. La

---

50. Seguimos aquí el trabajo muy recomendable de nuestro colega Rafael Huertas: Huertas, R. (2016), «Las obsesiones antes de Freud», en *Otra historia para otra psiquiatría*, Barcelona, Xoroi edicions.

51. Agustín de Hipona (San) (2010 [397-400]), *Confesiones*, Madrid, Gredos, pp. 378 y ss.

52. *Cf.* Loyola, (San) I. (1963 [1553-55]), *Obras completas*, Madrid, Biblioteca de autores cristianos.

53. *Cf.* Trélat, U. (2014 [1861]), *La locura lúcida*, Madrid, Ergon. La Biblioteca de los Alienistas del Pisuerga.

54. Legrand du Saulle, H. (1998 [1875]), *La folie du doute avec délire du toucher*, París, Privat.

55. En 1876 Westphal elaboró un informe sobre la paranoia que tuvo gran repercusión. En dicho informe, reagrupó en el concepto de *Verrücktheit* diferentes formas mórbidas, entre las que se encontraba la denominada «paranoia abortiva» (o rudimentaria), que correspondía a las obsesiones. Véase a este respecto: Bercherie, P. (1986), *Los fundamentos de la clínica*, *op. cit.*, p. 92; un espléndido resumen de las concepciones sobre la paranoia se encontrarán en: Séglas, J. (1887), «La paranoïa: historique et critique», *Archives internationales de Neurologie*, t. XIII, pp. 62-76; 221-32; 393-406; y el trabajo de Keraval, P. (1894-95), «Les delires plus ou moins cohérents désignés sous le nom de paranoia», *Archives de neurologie*, 94; 95; 96; 97; 98, pp. 475-80; 25-33; 91-101; 187-200; 274-92.

56. Véase: Freud, S. (1976 [1894]), «Las neuropsicosis de defensa», t. 3, *op. cit.*; Freud, S. (1976 [1896]), «Nuevas puntualizaciones sobre las neuropsicosis de defensa», t. 3, *op. cit.*; Freud, S. (1976 [1895]), «Obsesiones y fobias», t. 3, *op. cit.*; Freud, S. (1976 [1907]), «Acciones obsesivas y prácticas religiosas», t. 9, *op. cit.*; Freud, S. (1976 [1908]), «Carácter y erotismo anal», t. 9, *op. cit.*; Freud, S. (1976 [1909]), «A propósito de un caso de neurosis obsesiva (el "Hombre de las Ratas")», t. 10, *op. cit.*; Freud, S. (1976 [1913]), *Tótem y tabú*, t. 13, *op. cit.*; Freud, S. (1976 [1913]), «La predisposición a la neurosis obsesiva», t. 13, *op. cit.*; Freud, S. (1976

obsesión para Freud es la obsesión de los arrepentidos, de los que pensaron mal o de los que tuvieron la tentación de hacerlo. Dichos pensamientos retornaban a la consciencia en forma de estupideces, cuentas y miradas inquietas a los grifos e interruptores. Volvían en forma de rumiaciones y, al día siguiente, otra vez a colocar bien la ropa, saludar tres veces o escuchar de nuevo el grifo que gotea. Pero de fondo siempre nuestra angustia. Una angustia fruto de la división entre el deseo y el deber, entre mi deseo y el tuyo, entre el ser y el no ser[57]. Cómo reconocer y reconocerse que no somos lo que se espera de nosotros, ni siquiera uno es lo que creía de sí mismo. Drama que tiene como consecuencia no poder ser dueños absolutos de nuestro pensamiento. La tenaz obsesión oblitera la escena y trata de borrar la división del sujeto sustituyéndola por veleidades absurdas que lo avasallan y le crean otro tipo de división.

Las fobias (3)

El que ha naufragado tiembla incluso ante las olas tranquilas.

Ovidio

Tener miedo es, como la ansiedad, una suerte de habilidad humana que protege de peligros ciertos e inciertos. Los inciertos en la infancia son legión, habituales e incluso necesarios[58]. La fobia tiene la virtud de encapsular la angustia

---

[1917]), «Sobre las transposiciones de la pulsión, en particular del erotismo anal», t. 17, *op. cit.*; Freud, S. (1976 [1926]), «Inhibición, síntoma y angustia», t. 20, *op. cit.*

57. Sobre la problemática del obsesivo, véase: Lacan, J. (1998 [1957-58]), *El Seminario, libro 5. Las formaciones del inconsciente*, Buenos Aires, Paidós.

58. Véase antes de nada el análisis de Freud sobre el pequeño Hans: Freud, S. (1976 [1909]), *Análisis de la fobia de un niño de cinco años*, t. 10, *op. cit.*

en un solo punto, en un objeto, en una sola palabra, mientras que la obsesión enreda de angustia todos los objetos posibles siguiendo el hilo del pensamiento. Es quizás la fobia el mecanismo más sencillo para evitar lo insoportable. Su radicalidad permite al sujeto restablecer el discurso y la homeostasis psíquica manteniendo a distancia el conflicto ahora convertido en una simple palabra de la que se mantiene siempre a kilómetros[59]. Desde la otra orilla las psiquiatrías ningunean a las fobias como cosas de niños y de débiles mentales. Describen miles de nombres indescifrables y sueñan con fobias víricas, genéticas o tóxicas. Desatienden a la angustia y al hecho humano para, en una especie de parodia, terminar diciendo que hay personas que tienen: Hipopotamonstrosesquipedaliofobia. Es decir, miedo a las palabras largas.

La anorexia y la bulimia (4)

> *Llegar a ser el nuevo ideal femenino requiere la combinación justa de inseguridad, ejercicio, bulimia y cirugía.*
>
> Garry Trudeau

Son famosas las mujeres que durante el medievo acostumbraban a comer nada. Santa Teresa de Ávila, santa Catalina de Siena o santa Rosa de Lima dan buena cuenta de ello[60]. En los últimos treinta años este síntoma ha adquirido

---

59. *Cf.* Lacan, J. (1994 [1956-57]), *El Seminario, libro 4. La relación de objeto*, Buenos Aires, Paidós.

60. *Cf.* Bell, R.M. (1985), *Holy anorexia*, Chicago, University of Chicago Press; Walsh, W.T. (1968), *Santa Teresa de Ávila*, Madrid, Espasa Calpe; Gisbert, L. (1804), *Vida portentosa de la serafica y candida virgen santa Catalina de Sena, de la Tercera Orden de Predicadores*, Gerona, Agustín Figaró,

una importancia crucial y ha inundado de adolescentes hiperresponsables, metódicas, cumplidoras y excelentes en todas sus facetas, hospitales y consultas de pediatría[61]. Digamos que son personas que se adaptan tan bien a la exigencia de los tiempos, que su única forma de rebeldía es una especie de huelga a la japonesa. Hacer de la demandada delgadez un oficio y trabajar incansablemente en el mortífero desfiladero de comer nada. Un comer nada que nos devuelve a nuestra guía por los desfiladeros del síntoma, es decir, a la angustia. La angustia de la anorexia radica, como la obsesión, en qué ser y en cómo hacer, pero no desde la culpa obsesiva sino desde la entrega y el estrago. Al revés que la secreta concupiscencia obsesiva, la anorexia se entrega en cuerpo y hambre a la demanda del mundo, una demanda habitualmente enrevesada en los dichos del Otro. Los psiquiatras, horrorizados, las hacen comer, especialmente pastillas. Anticonvulsivantes y antidepresivos componen el menú. La anorexia cumple como siempre con sus deberes y demandas y añora a través del espejo que alguien le diga cómo poder ser en este mundo tan apalabrado de imágenes y floreros.

La bulimia es la hermana desbordada de la férrea anorexia. Persiguiendo el mismo ideal, los urgentes tiempos actuales no dan tiempo para el rigor y la precisión del envite anoréxico. La propuesta de la bulimia para escapar al ser

---

pp. 31 y ss.; Vargas, R. (1961), *Vida de santa Rosa de Lima*, Buenos Aires, Imprenta López.

61. Véase sobre estas cuestiones: Recalcati, M. (2004), *La última cena: anorexia y bulimia*, Buenos Aires, Ediciones del Cifrado; Recalcati, M. (2000), «Anorexia-bulimia entre depresión y melancolía», en V. Gorali (comp.), *Estudios de anorexia y bulimia*, Buenos Aires, Atuel; Cosenza, D. (2013), *El muro de la anorexia*, Madrid, Gredos; Miller, J.-A. y Laurent, E. (2005 [1996-97]), *El Otro que no existe y sus comités de ética*, Buenos Aires, Paidós, pp. 369 y ss.

navega entre el rechazo y la entrega, entre los diuréticos y las dietas, entre el atracón y las recetas. Una suerte compulsiva ambivalente que la estraga donde traga y la dinamita cuando vomita. No hay lugar seguro para la bulimia dada su particular oscilación entre el ser exceso y la nada recalcitrada. Como *junior* moderna del *pathos*, su camino corre más paralelo al de la clínica del acto y de la toxicomanía que el de la siempre beata anorexia[62]. También por ello, en esa división, se presta más quizás a intermedios, a ratos de paz y a palabras que puedan llenar o vaciar con la misma avidez con la que la ingiere y rechaza la demanda del mundo que la coagula y en su deseo la despedaza.

Los suicidios (5)

> *El suicidio, porque es más fácil renunciar a la vida que a las ilusiones que tenemos sobre ella.*
>
> Tony Duvert

Es el suicidio, junto a la locura, el gran límite que desde siempre asola a las psiquiatrías. El lugar de donde emanan siempre las miradas reprobatorias y el acmé del fracaso que acompaña a la disciplina psicopatológica. Es también la última frontera, donde enfermedad, contexto y ética se entrecruzan formando un discurso borroso en el que todo resulta molesto y frustrante. Es un asunto de tal delicadeza, en especial para los familiares y los seres queridos de las personas que partieron de esta manera, que cualquier comentario al respecto ha de ser prudente y dubitativo. Existen mil razones

---

[62]. Sobre los nuevos síntomas véase: Recalcati, M. (2008), *Clínica del vacío*, Madrid, Síntesis.

para suicidarse y en la mayoría de ellas la angustia suele jugar un papel preponderante, aunque no siempre. Otras veces son las condiciones que rodean la vida del sujeto, como el abandono, la perdida de los lazos, el paso de los tratamientos y la reclusión, las que pueden llevar a que ciertas personas acaben con lo que creen que ya está acabado[63].

Por otro lado, aunque el suicidio está habitualmente asociado a un acto de locura, no siempre los suicidios son psicóticos. Desde la supuesta cordura, poca en estos actos, la angustia lleva a muchas personas a este trágico fin. Son estos suicidios más constantes a lo largo de la historia. Son los suicidios de las masacres, de los campos de concentración, de situaciones de estallido social y de la sensación de fin de los tiempos. A medio camino existen otros suicidios relacionados con el fracaso ante los ideales. La imagen de uno mismo, la traición, la infidelidad o la ruina pueden en ocasiones precipitar esta horrible salida al no encontrar la angustia otra solución de continuidad. Por último, siempre más comprensibles, están los suicidios del honor, de las personas que no quieren molestar, de los que están abocados a una muerte segura en manos de alguna enfermedad incurable o que tienen tantas limitaciones físicas o mentales que prefieren tirar la toalla. De la mano de la ética nos queda este lugar borroso y nunca resuelto de la fina línea que separa suicidio de la (auto)eutanasia. Son estos suicidios curiosamente los que más alejados están de la angustia, en consecuencia, quizás pertenecen no sólo al mundo de las psiquiatrías sino al ámbito de la política, la sociedad o la medicina en general. Una variante

---

63. Véase sobre esta cuestión: Ariés, Ph. (1983), *El hombre ante la muerte*, Madrid, Taurus; Andrés, R. (2015), Semper dolens. *Historia del suicidio en Occidente*, Barcelona, Acantilado.

extrema como posición ética, que habría que contextualizar en el *bushido* o código ético de los samuráis, sería la práctica del *seppuku* en el Japón medieval[64].

Las psiquiatrías, sabedoras de que este acto extremo es el gran reto para su profesión, el quirófano donde alcanzar la beatitud médica, han aportado múltiples teorías. Se ha pensado que el suicidio es siempre cosa exclusiva de los locos y un desarreglo neuroquímico u hormonal. Han transitado incluso por la antropología de Durkheim buscando síntomas y signos de lo que sería una enfermedad propia[65]. Han intentado cernir el campo preventivo localizando a los sufrientes, a los abandonados, los viudos, los que han perdido a un hijo, los que ya saben de otros que se han suicidado, los ateos y a todos los que la estadística les ha permitido localizar. Pero toda esta investigación cuantitativa ha llevado a descuidar cómo, en la conversación con el que sufre, poder atender las razones particulares de una decisión tan extrema o frenar un impulso tan descarnado.

---

[64]. *Cf.* Pinguet, M. (2017), *La muerte voluntaria en Japón*, Madrid, Adriana Hidalgo.
[65]. *Cf.* Durkheim, E. (1965 [1897]), *El suicidio*, Buenos Aires, Schapire.

2. Las psiquiatrías en acción

> *En 200 años los psiquiatras han pasado de ser los sanadores del manicomio terapéutico a trabajar como porteros de la* fluoxetina.
>
> Edward Shorter

La historia

Los psiquiatras, a día de hoy, habitan múltiples espacios en el campo de la medicina. Son cotidianos en los centros de salud, los hospitales y, más clásicos, en las unidades de agudos y de rehabilitación, como prolongación de los antiguos manicomios. Sin embargo, los psiquiatras no han existido desde siempre. En la Antigüedad, la locura era, como todo el *pathos*, patrimonio de la medicina y la filosofía. Ya en esta época se dibujaban los mimbres de tan particular división del saber que nos conmina a hablar de «las psiquiatrías». Como hoy, el saber médico basculaba entre dos hipótesis: las del cuerpo, con sus úteros, sus hipocondrios y sus humores, siendo el eléboro[66], la mandrágora y el cáñamo los remedios para aplacar dichos males; y, por otra parte, la hipótesis de las pasiones, con sus apaciguamientos y exacerbaciones, siendo esta vez la conversación con un filósofo una de las maneras más destacadas de calmar sus sufrimientos.

El paso de los siglos fue moldeando esta díada fundacional con diferentes tratamientos al hilo de las épocas. Sangrías, purgas, trepanaciones, electroshocks, choques insulínicos y drenajes comulgaron en la historia con retiros espirituales,

---

[66]. *Cf.* Starobinski, J. (2017), *La tinta de la melancolía*, México, FCE.

expiación de los pecados, duchas frías, baños termales y relajación. A medida que la medicina fue avanzando y tecnificando su proceder, el que atendía a la locura se fue alejando cada vez más de sus pacientes. La locura, que ya de por sí puede llegar a ser esquiva y distante, quedó aún más desasida de lo humano, gracias al arte del médico para estar a merced del rigor (*mortis*) de los técnicos que veían en ella un déficit y ya no a una persona en lidia con la razón. Es decir, al desaparecer el interés por el trato, se le hurtó al loco el último atisbo de razón, que era, a su vez, la única posibilidad que le quedaba para encontrarse con alguien que estuviera dispuesto a escucharle.

No obstante, ya era tarde. La locura había sido desarmada tiempo atrás. El tiro de gracia había acaecido durante los siglos XVII y XVIII, con el invento del manicomio que le dejó al loco con una marca de hierro fundido. Enajenados, dementes, pobres, maleantes, asociales y diversas enfermedades físicas con apariencia de locura fueron encarcelados y encadenados en él. Dos siglos más tarde, en tan inhumano escenario, surgió la figura del médico. A partir de entonces, la locura se llamó «alienación mental» y a los médicos encargados de ella se los denominó «alienistas». La locura pasaba finalmente por el rodillo de la medicina. Fue entonces cuando comenzó a estudiarse la locura encerrada. Desde ese particular escenario se compuso la extraviada sinfonía de la psiquiatría actual, una psiquiatría coja y sorda porque con este movimiento de transformación de la locura en una enfermedad, en un objeto de estudio, se prescindió de la parte humana del malestar humano, quedando únicamente como entidad mórbida o etiqueta psicopatológica. Se convirtió el síntoma, es decir, la defensa ante la angustia, en una enfermedad. Una enfermedad que se protocolizó a partir de ese momento, con el encierro y la cama, con una clínica desposeída esta vez de todos los saberes elaborados por algunos filósofos acerca del dolor de existir y los desfiladeros de la razón. Fruto de este hermanamiento entre la ceguera y la medicina, el alienista pasó a ser psiquiatra[67].

Los hospitales

Los psiquiatras que habitualmente trabajan en los hospitales realizan diferentes tareas. El principal cometido suele ser el de atender a las personas ingresadas en las unidades de agudos. Este ingreso, que es bajo llave, suele ser para aquellos que tienen un profundo malestar y se considera que representan un peligro para sí mismos o para terceros. El delirio, las voces, los actos extravagantes, los

---

67. Sobre la historia de las psiquiatrías que tratamos aquí, consúltese: Álvarez, J.Mª, Esteban, R. y Sauvagnat, F. (2004), *Fundamentos de psicopatología psicoanalítica*, Madrid, Síntesis; Foucault, M. (1976 [1964]), *Historia de la locura en la época clásica*, 2 vols., *op. cit.*; Foucault, M. (2007 [1973-74]), *El poder psiquiátrico*, México, FCE; Foucault, M. (2007 [1974-75]), *Los anormales*, México, FCE; Ellenberger, H.F. (1976), *El descubrimiento del inconsciente*, Madrid, Gredos; Ackerknecht, E. (1982), *Historia de la psiquiatría*, Buenos Aires, Editora Universitaria de Buenos Aires; Goffman, E. (1994 [1961]), *Internados. Ensayos sobre la situación social de los enfermos mentales*, Buenos Aires, Amorrortu editores; Szasz, T.S. (1963), *Law, Liberty, and Psychiatry: An Inquiry into the Social Uses of Mental Health Practices*, Nueva York, Collier Books; Szasz, T.S. (1994), *El mito de la enfermedad mental*, Buenos Aires, Amorrortu editores; Bracken, P. y Thomas, P. (2005), *Postpsychiatry: Mental health in a postmodern world*, Oxford, Oxford University Press; Cohen, C. y Timimi, S. (eds.) (2008), *Liberatory psychiatry*, Cambridge, Cambridge University Press; Shorter, E. (1999), *Historia de la psiquiatría*, Barcelona, Ediciones Médicas.

suicidios y demás malestares de hondo calado pueblan este lugar. También se acude buscando refugio para la depresión, la angustia, la anorexia o las ideas obsesivas. Estos lugares suponen en muchas ocasiones un respiro, o por lo menos deberían serlo, un tiempo para digerir el malestar o incluso para separarse de su entorno más inmediato. Algunos locos, obligados al principio, reconocen en los muros de los hospitales una defensa contra el mundo que espía y vigila sus pensamientos. Son, por tanto, como todos los encierros, lugares cuya semblanza y utilidad dependen del manejo y del respeto que se le dé a la persona. Ahora bien, consideramos que una de las principales faltas de respeto hacia los pacientes en estos lugares consiste en limitar el restablecimiento a la prescripción de psicofármacos.

Es decir, las diligencias médicas destinadas a la restitución de la paz y la cordura en estos lugares van de la mano del consumo de pastillas, sobre todo en los casos donde la persona ha perdido totalmente el contacto con sus palabras y con su cuerpo. Desgraciadamente, estos tratamientos llevan la sugerencia del *para siempre*, de la etiqueta del «*ad eternum*», con el resultado final de que los que entraron desposeídos de sí mismos por una fractura en su ser, salen escayolados del alma, quizás para toda su vida, sin posibilidad alguna para elaborar subjetivamente ninguna de las razones que les llevaron a tan dramática situación. El único objetivo suele ser que los fármacos acaben aplacando las manifestaciones sintomáticas más ruidosas y que el loco pueda volver a ser un ciudadano anónimo más. Difícilmente se encontrará algún interés por la particularidad del sujeto, o se dejará opción a la elaboración de un mínimo entendimiento de los mecanismos que han gestado el sufrimiento que éste presenta.

A veces, puede ocurrir que los pacientes cuya sintomatología no logra apaciguarse acaben siendo derivados a otros dispositivos como los centros de rehabilitación, los hospitales de día o las unidades de intervención comunitaria. En éstos, la cronicidad es lo que articula la intervención y el tratamiento debería dejar de ser exclusivamente farmacológico. De hecho, como veremos, convendría que pasara a ser de otra índole, pues a la larga, en caso contrario, difícilmente podrá esperarse de él gran cosa. Estos diferentes lugares vienen a sustituir ese famoso encierro iniciático que dio lugar a las psiquiatrías. Más democráticos y profilácticos, siguen cumpliendo una función eminentemente social y política. No dejan de ser lugares donde muchos de los ingresos son contrarios a la voluntad del sujeto y a éste se le suele obligar a tomar un tratamiento. Los cambios ocurridos en Occidente han suavizado la desmesura y sinrazón de las antiguas psiquiatrías, si bien hoy, el discurso de la salud mental sigue proponiendo el encierro como modo de tratamiento del malestar. Un encierro que, para mantener los estándares democráticos, es llevado a cabo mediante una doble firma, la del juez y la del psiquiatra.

Psiquiatras de urgencia

Los psiquiatras también trabajan, como los demás especialistas, atendiendo las urgencias. Es decir, situaciones límite y emergencias donde se precisa de una rápida actuación.

El problema es que ninguna patología psiquiátrica se resuelve desde la celeridad y el ahora. El trabajo del psiquiatra en estas situaciones se dirime entre la valoración y el tratamiento puntual de tipo anestésico. Cuando un psiquiatra está de guardia en un hospital la consulta se polariza persiguiendo únicamente aclarar ciertas cuestiones al hilo de la locura y de la muerte.

«¿El paciente quiere ingresar?»
«—Sí».
«Entonces, seguramente, no ha de hacerlo».
«—No».
«Entonces, seguramente, tenga que ingresar»[68].
«Si el paciente es de los que quiere ingresar, ¿si no ingresa existe un riesgo para los demás o para sí mismo?»
«—No».
«Entonces, a su casa».
«—Sí».
«Mejor que se quede y con la lucidez del alba se tomarán las decisiones».
«Si el paciente es de los que no quiere ingresar, habrá que atender a dos cuestiones:
a) Está psicótico o lo parece;
b) Representa un peligro para sí o para terceros».

Este momento es la única situación médica donde un

---

68. Es frecuente que aquellos que quieren ingresar en un psiquiátrico estén habitualmente escapando de situaciones que tarde o temprano convendrá enfrentar. Evidentemente, si existe un alto riesgo habrá que ingresar, pero es usual que este tipo de ingresos sean iatrogénicos y emponzoñen aún más la situación.

psiquiatra pinta algo en un dispositivo de urgencias. En el caso de que se diriman positivamente ambas cuestiones es quizá conveniente invitar encarecidamente a la persona a que se quede. Está claro que muchos no quieren ser encerrados y, menos, en medio de un estado psicótico donde la certeza y la pasión desbocada hacen difícil ciertas convenciones sociales y otros prudentes razonamientos. No queda más remedio que llevarlo a cabo. Todos los psiquiatras, salvo los sádicos fuera de lugar, recuerdan estos momentos con amargura y tristeza.

Los psicólogos

La psicología más alejada del psicoanálisis, hoy día, es una disciplina que ha borrado su propia historia filosófica y ha jugado a ser una rama de la experimentación más tosca. La amplia tradición que en el viejo continente tuvo la psicología desde la Antigüedad, ha quedado relegada al olvido por el estudio de las variables y las estadísticas que brotan de las facultades de psicología norteamericanas. Es ahí donde se gesta, de la mano de experimentadores que no suelen tener contacto directo con el tratamiento del malestar humano, las herramientas que, revestidas como científicas, se acabarán aplicando a la práctica clínica cotidiana. Se produce así un proceso de reducción de la complejidad del ser humano, puesto que para el estudio científico es necesario restringir el padecimiento subjetivo a conductas que no se adaptan a los cánones socialmente establecidos. Siempre es más fácil jugar a las probetas y a las batas blancas con ratones y palomas que con personas.

Por otra parte, para el público general, el papel del psicólogo nunca ha estado claro en el campo de la salud mental. Esta cuestión se hace patente cuando alguien que no es especialista en estas materias no sabe distinguir el trabajo del psicólogo del trabajo del psiquiatra. Si el lugar del psiquiatra fue siempre la reclusión del asilo rodeado de la locura, el psicólogo inició su andadura clínica en los consultorios privados atendiendo problemas de aquellos que no requerían medidas de internamiento. Con el tiempo, y con la entrada en escena de los psicofármacos, los psiquiatras comenzaron a ocupar otros espacios por fuera de los muros del manicomio. Esto produjo el reordenamiento de ambas especialidades. Muchos psicólogos se mostraron inseguros en su proceder mediante el uso de la palabra y la consideraron de menor alcance que las pastillas. Es ésta, como veremos, la opinión que se fue estableciendo. Sin embargo, en los últimos tiempos, las cosas parecen estar cambiando. Los psicofármacos han perdido el resplandor de otros tiempos y el uso de la palabra, así como la atención a la subjetividad y a la particularidad de cada uno, se han convertido en cuestiones fundamentales en el tratamiento de las personas. Por otra parte, la revitalización de la rama clínica de la psicología ha supuesto una revalorización del papel del psicólogo y del uso de la palabra, tanto en la normalidad como en la locura. Los pacientes han comenzado a sentir la distancia del psiquiatra y del uso de la medicación, y a valorar la cercanía de la figura del psicólogo como la de alguien que escucha y atiende la problemática cotidiana. Así, paradójicamente, los psicofármacos, podrían llegar a acabar encerrando al psiquiatra en un espacio alejado de la proximidad de lo humano. No obstante, consideramos que el psicólogo y todos aquellos que se deberían orientar por el uso de la palabra no pueden despistarse en los saberes que cosifican y merman la subjetividad.

Psiquiatras en los medios

Si algún lugar albergan hoy las psiquiatrías para el gran público es la inevitable llamada al psiquiatra, por parte de los medios de comunicación, cuando acaece un asesinato masivo, bizarro o tildado de «el asesino estaba en tratamiento psiquiátrico» o «el agresor sufría de esquizofrenia». Problemas psiquiátricos y crimen son carnaza para los adoradores del titular. A ello contribuye el psiquiatra en calidad de monigote insertado en la maquinaria en el papel de experto en rarezas humanas. La psiquiatría parece así capaz de explicar cualquier fenómeno del orden de lo humano, creando una mágica creencia en la omnipotencia de sus etiquetas. Se propone de manera atropellada en la urgencia una lógica cuadrada acorde a las circunstancias y al protagonista. Ni psiquiatra ni periodista se plantean nunca lo transversal de la violencia. El resultado de sus conclusiones, sin embargo, nunca escapa de aquello que cualquier mortal podría saber mediante el más común de los sentidos. A eso se reduce. El psiquiatra convertido en contertulio.

Pero, en realidad, los asesinatos locos desafían el titular y el sentido común, se muestran indómitos al *status quo* de lo conocido, pero no por ello dejan de ser igual de atroces y denostables. Alguien que comete un acto tan deleznable, loco o no, está en el orden de lo malvado y lo execrable. Con independencia de si su razonamiento era delirante o no, su acto fue muy real. Cuánta locura hay que jamás llegará a buscar una salida mediante el acto criminal. Resulta ser una necesidad de primer orden separar la locura de la ética, ya que ambas comparten sujeto pero no Juzgados. Cuando los psiquiatras son preguntados sobre la lógica de un asesinato delirante, o sobre el mecanismo que se ejerce en la pertenencia a un grupo terrorista, o incluso sobre la ecuación que sigue a la violencia de género, confunden la psicopatología con la moral. Aplican criterios psicopatológicos a cuestiones que exceden completamente de su capacidad. El odio, la violencia, el malestar, aunque resulten particularizados en los medios, responden a paradigmas sociales, éticos, humanos, geopolíticos y de otras disciplinas ante las cuales las psiquiatrías no pueden hacer otra cosa que reconocer lo limitado de su enfoque. La cuestión reside, de nuevo, en no atomizar lo humano reduciéndolo a una etiqueta y a una lesión que nunca se ha hecho concreta.

II. Los nombres de las psiquiatrías hoy

Después de este somero repaso a las psiquiatrías, pasamos ahora a dar cuenta de los nuevos nombres del malestar. La nueva maquinaria diagnóstica ha dibujado varias *etiquetas top* con graves implicaciones médicas y legales, por lo que se convierte en algo imprescindible su elucidación.

1. Esquizofrenia

> *La esquizofrenia no puede entenderse*
> *sin comprender la desesperación.*
> Ronald David Laing

De lo que fue la esquizofrenia

En los últimos cincuenta años el errático viaje de las psiquiatrías en torno a la locura ha encontrado un caladero al que permanece aferrado como si hubiese encontrado las minas del rey Salomón. Este peculiar fondeadero semántico no es otro que el de la esquizofrenia[69]. Tras un siglo XIX de matices, de eternas taxonomías de lo mínimo, de clasificaciones al detalle de los síntomas y sus diferentes variantes, las psiquiatrías se han apostado en el reverso del detalle[70]. La esquizofrenia se ha convertido en una etiqueta que engloba todas las variantes de la locura merced a una camaleónica capacidad para adjetivarse. Son conocidos los sintagmas de «esquizofrenia paranoide», «esquizofrenia hebefrénica» o «esquizofrenia catatónica»[71]. Forman parte de las múltiples variantes que ofrece este mutante diagnóstico para atrapar cualquier signo que el loco venga a explicar. Los nombres clásicos de la locura han quedado como muescas en un fusil de feria ante la apisonadora de esta categoría que nadie sabe definir con precisión. Permanecen estos complejos sindrómicos del siglo XIX como errores del pasado ante la gran verdad de una enfermedad única con diferentes formas de presentación[72].

La esquizofrenia vino a sustituir a una de esas etiquetas que la psiquiatría había sacado más bien de la chistera de la ideología médica que de una honrada descripción clínica.

---

[69]. El término «esquizofrenia» lo introduce Bleuler, como es de sobra conocido, aplicando las concepciones de Freud a la categoría kraepeliniana que sustituye la demencia precoz. Su originalidad reside en el enfoque psicoanalítico de los síntomas (Bercherie, P. (1986), *Los fundamentos de la clínica*, Buenos Aires, Manantial, p. 154).

[70]. Véase el cambio del segundo al tercer paradigma en: Lantéri-Laura, G. (2000), *Ensayo sobre los paradigmas de la psiquiatría moderna*, Madrid, Triacastela.

[71]. *Cf.* Bleuler, E. (1993 [1911]), *Demencia precoz. El grupo de las esquizofrenias*, Buenos Aires, Lumen.

[72]. Véase el estudio que realiza a este respecto José María Álvarez en: Álvarez, J.Mª. (2008), *La invención de las enfermedades mentales*, Madrid, Gredos.

Esa etiqueta, la «demencia precoz», borró cualquier atisbo de razón en la locura y abonó el terreno para hacer del loco un deficiente. El fruto fue un sujeto deficitario. Curiosamente, tras la invención de los psicofármacos y la enésima deriva médica de la psiquiatría de los setenta y ochenta del siglo XX, el nuevo orden de la locura quedó empañado por la idea de un inhallable déficit neurológico[73]. Digamos que fue un nuevo aldabonazo definitivo a lo poco que quedaba de razón en la locura y a la atención como persona o como sujeto que, por consiguiente, pudiera recibir. Ahora se trataba la enfermedad, no al ser que sufre más allá de la enfermedad. La medicalización de la locura y la aparición de gestores elevaron este metastásico concepto de la esquizofrenia a los altares de la eficiencia y de lo operativo.

Trascendiendo a este devenir y a la coyuntural detención de la historia en el concepto de esquizofrenia, nos interesa quizá puntualizar cómo éste recoge en su centrípeta noción fenómenos que habían aparecido dispersos y entreverados en las descripciones clásicas de la locura. Son síntomas que no sólo transitan por la trinidad de razón-locura-pasión, sino que dan viva cuenta de lo radical del hecho humano, que es su peculiar relación con el lenguaje y el cuerpo. Aprehende la esquizofrenia conceptos como la escisión de la identidad, la fragmentación del cuerpo y lo alucinatorio, bien sea del orden de la voz o de la vivencia del cuerpo. Nos enseña la esquizofrenia cómo en la locura extrema, a falta de un delirio o un axioma de certeza los sujetos a veces viven desgraciadamente en sus carnes la realidad de estar

---

73. Véase el capítulo IV, pp. 107 y ss..

siempre a merced de alguien. Psitacismo, pensamiento parásito o alucinaciones psicomotrices muestran cómo la locura consiste en pensar el lenguaje como algo extraño al ser humano. Voces que reflejan el propio pensamiento, pero que no son reconocidas como propias y se viven como ajenas y extrañas al sujeto. Sensaciones propioceptivas o cenestésicas que son experimentadas como fruto de los designios de algún otro oscuro, pero por las que está totalmente concernido. Es esta semiología de la esquizofrenia, la representante de la locura inicial y de la locura más radical, la que nos enseña la senda de horror que la melancolía o la paranoia intentan mitigar mediante el delirio y la certeza.

El nuevo rostro de la locura

Por otro lado, de la mano de la esquizofrenia, un polizón tullido y mutilado ha tomado las riendas de la barca de las psiquiatrías. Como un virus que infecta todos los textos se ha ido imponiendo la idea de que se da un camino simétrico entre locura y minusvalía, entre locura y demencia. Se ha asociado impenitentemente que la locura conduce a la pérdida de facultades y al progresivo deterioro cerebral. En consecuencia, se ha eliminado la posibilidad de la estabilización, del restablecimiento y del pronóstico incierto, para conminar a los sujetos a un tratamiento forzado sin el cual, se les advierte, su desvarío estaría asegurado. La historia no avala este presupuesto, lo hemos visto, pero en la moderna psiquiatría, al ir el loco siempre de la mano de un fármaco, cualquier mejoría se interpretará siempre como efecto de esta muleta química sin la cual el fatídico desenlace sería inevitable, y no como posibilidad intrínseca de la locura. Este argumento se hace palmario en las palabras y términos que rodean la navegación de las psiquiatrías, siendo voces habituales los conceptos de «los crónicos» o del «TMG» (trastorno mental grave). Losas que aplastan a los sujetos y que éstos han de pasear como nazarenos por los talleres donde se les enseña a ser autónomos e independientes, curiosamente, bajo una atenta supervisión. Es más, los diferentes efectos secundarios de los tratamientos, es decir, el embotamiento, la sudoración profusa, las distonías, las discinesias, el aumento de peso y el hábito tabáquico[74] han conformado en el siglo XX una fotografía de la locura marcada por el filtro de la deficiencia y la tara, lo cual ha llevado a asimilar la locura a una enfermedad orgánica o a un defecto hereditario. Quizás hasta el punto de que la llamada esquizofrenia con la que nos formamos, la de los pacientes crónicos que atendemos desde el principio de nuestra práctica, no es en realidad el verdadero rostro de la locura, sino el rostro de una locura maquillada de neurolepsis. Una locura barnizada con el colorete de lo colinérgico, los labios de la acatisia y el rímel del aturdimiento. Una locura de un déficit provocado por los cosméticos y que proponemos nombrar como si de una enfermedad

---

[74]. En contra de lo que se piensa, la habitual foto de manicomio con un loco fumando o desesperado pidiendo cigarrillos no parece ser del todo consecuencia de la enajenación, sino que pudiera ser parte de las interacciones entre neurolépticos y nicotina. Véase: Matthews, A. *et al.* (2011), «The role of antipsychotics in smoking and smoking cessation», *CNS Drugs*, 25 (4), pp. 299-315.

nueva se tratase. Una enfermedad no hereditaria sino adquirida y que en virtud de su etiología denominaremos «neuroleptofrenia». Cuestión que desarrollaremos en profundidad en el capítulo sobre los neurolépticos.

Los genes de la esquizofrenia

Una de las consecuencias de esta pobre visión que aporta el concepto de esquizofrenia es que, al tratarse de una enfermedad crónica e incapacitante de origen desconocido, la teoría de la herencia se postula como la gran valedora para explicar su etiología. Es algo habitual en las psiquiatrías cuando en la ruta se encuentran escollos, icebergs o grandes marejadas. En la Antigüedad, ante lo incognoscible, uno preguntaba a los dioses. En la Modernidad, uno pregunta a la ciencia, en este caso a los genes, que es el lugar de la ciencia donde se está más cerca de la creación. Desde el principio, muchos autores aseguraron que había más predisposición a la enfermedad mental en las familias con algún miembro enfermo. Sin embargo, a pesar de lo que aseveran las opiniones dominantes, las pruebas de las que disponemos no nos sirven de mucho para hablar, ni de origen genético, ni de predisposición a la esquizofrenia[75]. Es decir, en este caso, apelar a la genética es del mismo orden que apelar a la mitología. Los estudios sobre la genética de la esquizofrenia presentan errores metodológicos de bulto. Entre ellos,

---

75. Seguimos en este terreno a uno de los autores que más han estudiado esta cuestión. Aquí, nos limitamos a resumir su argumentación: Joseph, J. (2006), «La esquizofrenia y la herencia. ¿Por qué no tiene genes el emperador?», en J. Read, L.R. Mosher y R.P. Bentall (eds.), *Modelos de locura*, Barcelona, Herder.

destaca la falta de una definición precisa de la entidad, sobre la que los autores no acaban de ponerse nunca de acuerdo. Esto ha permitido plantear, en los estudios con gemelos, que si uno de ellos había sido diagnosticado de esquizofrenia, bastaba con que su hermano tuviera alguna idea rara para apelar a la concordancia en gemelos. Por otra parte, el método de estudio de gemelos se basa en un supuesto fundamental, que de no ser cierto anularía cualquier estudio de este tipo. Dicho supuesto consiste en plantear que los gemelos monocigóticos y los dicigóticos comparten el mismo entorno. Sin embargo, este supuesto no es del todo fiable. Es muy probable, por el contrario, que el entorno de los gemelos monocigóticos sea más parecido que el de los dicigóticos, lo cual podría explicar las diferencias encontradas. Esto quiere decir que seguramente los genes de la esquizofrenia no sean más que la unidad de medida de las diferencias de ambientes entre unos y otros. Por lo demás, los estudios de adopción también están plagados de errores metodológicos parecidos, como la ampliación considerable de la definición de la esquizofrenia hasta incluir «trastornos del espectro de la esquizofrenia no psicóticos». Como dice Jay Joseph, el hecho de que la esquizofrenia siga pensándose como un trastorno de base genética demuestra la poca capacidad crítica de la psiquiatría respecto a sus propias investigaciones.

Por otro lado, hay otros estudiosos del tema, como Crow[76], que piensan que, al margen de las prevalencias,

---

76. Crow, T.J. (2005), *La especiación del Homo Sapiens moderno*, Madrid, Triacastela; Crow, T.J. (2000), «La esquizofrenia como el precio que el homo sapiens paga por el lenguaje», en J. Sanjuan (ed.), *Evolución cerebral*

la esquizofrenia es el precio que ha pagado la especie humana por la especialización en el lenguaje. Asume que la lateralización de los hemisferios, por lo cual dedicamos una parte de un hemisferio cerebral al lenguaje, ha hecho que aparezca la esquizofrenia como resto. Como un resto atávico de otro tiempo sin lenguaje. Algo que, además, se transmitiría de manera genética. También existe otra rama de la investigación que aboga por la tesis de que la esquizofrenia se debe a una anomalía del desarrollo, o que es causada por una especie de síndrome de desconexión cerebral y éste puede ser alterado por múltiples causas, infecciones, virus, traumas, etc.[77] Digamos que todas estas hipótesis configuran el contexto médico de la psiquiatría, que es en última instancia, lo que acaba transcendiendo al público general. El gran público está ávido de conocimientos emanados de la sagrada fuente de la ciencia. Conocimientos que vengan a dilapidar las preguntas sin contestar que de siempre ha arrastrado la locura. Sin embargo, por mucho que se haya investigado en este terreno, aún está todo en el ámbito de las hipótesis, no hay nada confirmado. El contexto biomédico no ha producido ningún resultado concluyente. No obstante, las noticias que trascienden suelen ser más bien las contrarias. Cada cierto tiempo nos llegan titulares del tipo «descubierta la causa de la esquizofrenia», «relacionan las infecciones intrauterinas y la esquizofrenia», «flora intestinal y esquizofrenia», «biomarcadores de la esquizofrenia», etc.

---

y psicopatología, Madrid, Triacastela; Crow, T.J. (1990), «Temporal lobe asymmetries as the key to the etiology of schizophrenia», *Schizophrenia Bulletin*, 16 (3), pp. 433-43.

77. *Cf.* Sanjuan, J. (1998), «Neuropsicología de las esquizofrenias: más datos, más interrogantes», *Archivos de neurobiología*, 61 (4), pp. 257-60.

Pero, cada vez se escucha menos cómo poder ayudar a que los pacientes puedan salir adelante con el drama por el que están pasando. Es decir, cómo hacer que el clínico sea alguien capaz de ayudar y no un simple testigo mudo cuando no un mero juez diagnosticador.

2. Bipolar

Todo en mí es una contradicción, al igual que en cualquier otra persona.

Orson Welles

Es muy habitual escuchar la frase «yo es que debo de ser bipolar», o alguno de sus derivados. Se utiliza cuando alguien está triste y, ese mismo día o al día siguiente, está muy contento; o, por ejemplo, cuando uno está sufriendo mucho por una pérdida o un conflicto, pero de repente pasa una tarde un tanto distendida y se olvida de las penas; es decir, cuando el humor fluctúa. Esta oscilación, más que bipolar, perfectamente podemos decir que es demasiado humana. Los afectos, sobre todo en una situación de conflicto, vagan y varían con rapidez en respuesta a lo que acontece. En realidad, somos hervideros de pasiones, de luchas, de disputas con uno mismo, y cuando alguien está delicado estas cuestiones se acentúan tomando a veces cierto cariz de frenesí y desánimo que asombra a la persona sufriente y a los que tiene a su alrededor. Sin embargo, esto no tiene nada que ver con lo que clásicamente se llamó «locura maniaco-depresiva»[78], que debería corresponder al hoy tan de moda «trastorno bipolar»[79].

---

78. Fue Kraepelin quien puso nombre a la entidad. Véase: Kraepelin, E. (2012 [1913]), *La locura maníaco-depresiva*, traducción de la 8ª ed., Madrid, Ergon, La Biblioteca de los Alienistas del Pisuerga.

79. Es muy habitual situar como los autores que forjaron esta etiqueta sobre la base de las ideas planteadas por Kraepelin, por una parte, a Kleist y Leonhard, de la escuela de Wernicke; y, por otra, a Angst, Perris y Winokur. Véase: Leonhard, K. (1979), *The Classification of endogenous psychoses*, Nueva York, John Wiley and Sons; Angst J. (1986), «The course of affective disorders», *Psychopathology*,

La locura maníaco-depresiva

Kraepelin renombró la categoría clásica que entremezclaba la manía y la melancolía como «locura maníaco-depresiva». Para ello, se deshizo de la manía y la melancolía tradicionales con el pretexto de que siempre se observarían, en algún momento, fases maníacas en la melancolía y fases melancólicas en la manía. Ciertamente, no hay ninguna originalidad detrás de esta nueva noción clínica, que era conocida ya desde la Antigüedad y había sido sistematizada por varios alienistas que le precedieron (por ejemplo, Baillarger[80] y Falret padre[81]). Sí resultó original deshacerse de las categorías tradicionales y ensanchar de manera desmesurada la nueva entidad. Para ello, dejó de lado la clínica para centrarse en el curso de la afección. De modo que muchos pacientes que presentaran un humor fluctuante podrían ser etiquetados de maníaco-depresivos. Se abriría así una brecha importante que a la postre derivaría en que cualquier variabilidad del ánimo pudiera ser considerada como bipolaridad.

Conforme a lo anterior, la evolución o el curso es el principio rector que organiza esta entidad. Desde esta orientación se desdibuja el enfoque clínico, lo cual tiene

---

19 (Supl. 2), pp. 47-52; Perris C. (1966), «A study of bipolar (manic-depressive) and unipolar recurrent depressive psychoses», *Acta Psychiatrica Scandinavica*, Supl. 194, pp. 9-189; Winokur, G. (1979), «Unipolar depression: Is it divisible into autonomous subtypes?», *Archives of General Psychiatry*, 36 (1), pp. 47-52; Pichot, P. (1995), «The birth of bipolar disorder», *European Psychiatry*, 10, pp. 1-10; Marneros, A. (2001), «Origin and development of concepts of bipolar mixed states», *Journal of Affective Disorders*, 67 (1-3), pp. 229-40.

80. *Cf.* Baillarger, J. (2001 [1854]), «La locura a doble forma», *Vertex*, XII (43), pp. 64-9.

81. *Cf.* Falret, J.P. (1996 [1854]), «Acerca de la locura circular», *Vertex*, VII (25), pp. 228-33.

como consecuencia que se presente como un tremendo galimatías. No sólo incluye casos irrebatibles pertenecientes clásicamente a otras entidades, casos con vivencias delirantes, experiencias enigmáticas, pájaros que pronuncian su nombre, injurias, delirios sensitivos, automatismos verbales, telepatías, corrientes eléctricas, sensación de que le hablan en el estómago, etc., sino que también hay casos de personas completamente normales. El propio Kraepelin reconoce que la categoría queda muy ensanchada, pero no por ello duda de ella[82]. Ninguna entidad puede agrupar a sujetos tan dispares; una entidad así pierde consistencia. Pueden coincidir bajo este epígrafe sujetos con un duelo complicado y diferido que tuvieron un episodio de euforia por la toma de algún antidepresivo, consumidores de drogas psicoestimulantes o personas que estuvieron un mes hipomaníacos, incluso pacientes psicóticos delirantes que pasaron episodios de megalomanía y expansividad. También aquellos que, puntualmente, tuvieron un episodio psicótico en una situación particular o personas habitualmente deprimidas que alternan frecuentemente momentos de irritabilidad y alteraciones de la conducta con compras espurias y adicciones. En definitiva, sujetos de lo más dispares que conforman el denominado «espectro bipolar»[83].

---

82. Kraepelin, E. (2012 [1913]), *La locura maníaco-depresiva*, op. cit., p. 51.
83. En los últimos años el espectro bipolar se ha ido ensanchando sobremanera, gracias a trabajos de autores como: Akiskal, H.S. y Mallya, G. (1987), «Criteria for the 'soft' bipolar spectrum: treatment implications», *Psychopharmacology Bulletin*, 23 (1), pp. 68-73; Goodwin, F. y Jamison, K. (1990), *Manic depressive Illness*, Oxford, Oxford University Press; Akiskal, H.S. (1996), «The prevalent clinical spectrum of bipolar disorders: beyond DSM-IV», *Journal of Clinical Psychopharmacology*, 16 (2 supl. 1), pp. 4S-14S; Koukopoulos, A. y Koukopoulos, A. (1999), «Agitated depression as a mixed state and the problem of melancholia»,

El «espectro bipolar»

Sin embargo, con el correr de los años, tras el auge de los tratamientos farmacológicos en el espectro bipolar, se produjo un hecho singular. Frederick Goodwin, uno de los colaboradores en el libro de texto que se convertiría en la Biblia en esta materia[84], afirmaba con rotundidad que «la enfermedad había sido alterada»[85]. La presentación clínica de la locura maníaco-depresiva que Kraepelin había descrito ya no era la misma tras la introducción de los psicofármacos. Ahora teníamos un ciclado más rápido, una mayor cantidad de los denominados estados mixtos que mezclan manía y melancolía, una mayor resistencia al litio y más fallos en el tratamiento con este fármaco. Una explicación importante de estas novedades la hallaba Goodwin en que la mayoría de los pacientes recibían un antidepresivo antes de que se les administrase un estabilizador del estado de ánimo, de modo que los antidepresivos habían podido cambiar la clínica del trastorno bipolar. No sólo eso, sino que los resultados en el trastorno bipolar habían empeorado en los últimos veinte años[86]. Nassir Ghaemi recordaba que los antidepresivos podían causar cambios maníacos y hacer que los pacientes experimentasen ciclos más rápidos, pudiendo incrementar también la cuantía de tiempo de la duración de los episodios

---

The Psychiatric Clinics of North America, 22 (3), pp. 547-64.
84. *Cf.* Goodwin, F. y Jamison, K. (1990), *Manic depressive Illness*, Oxford, Oxford University Press.
85. Retomamos la argumentación que elabora Whitaker en: Whitaker, R. (2015), *Anatomía de una epidemia*, Madrid, Capitán Swing, p. 212.
86. *Ibíd.*, p. 213.

depresivos. Los ciclos rápidos, aclara Post, empeoran el pronóstico, se asocian a déficits cognitivos, resistencia al tratamiento, etc. A largo plazo, la medicación podía ser muy negativa.

Debemos tener en cuenta que la enfermedad maníaco-depresiva, como apunta George Winokur tras revisar la literatura anterior a la introducción de los fármacos, se trataba de una afección infrecuente y que la evolución a largo plazo para los pacientes maníacos, incluso para los depresivos de primer episodio, había sido bastante buena[87]. Años más tarde, en una guía práctica sobre la depresión de la APA (Asociación Psiquiátrica Americana), en 1993, se proponía que «todos los tratamientos antidepresivos, incluido la TEC (terapia electroconvulsiva), pueden provocar episodios maníacos o hipomaníacos»[88]. Poco después, investigadores de la Universidad de Yale revisaron datos de 87.290 pacientes diagnosticados de depresión o ansiedad entre 1997 y 2001, determinando que de los pacientes tratados con antidepresivos se convirtieron en bipolares un 7,7% al año, tres veces más que los no expuestos a fármacos[89].

El arma del delitio

El litio, desde que fue descubierto en 1949 por John Cade como tratamiento útil para la manía, se ha convertido en

---

87. Winokur, G. (1969), *Manic depressive illness*, St. Louis, The C.V. Mosby Company, p. 19. Citado en: Whitaker, R. (2015), *op. cit.*, p. 184.
88. American Psychiatric Association (1993), *Practice Guidelines for Major Depressive Disorder in Adults,* Washington, DC, p. 22.
89. *Cf.* Martin, A. (2004), «Age effects on antidepressant-induced manic conversion», *Archives of Pediatrics & Adolescent Medicine,* 158, pp. 773-80.

la piedra angular para aquello que se llama «trastorno bipolar»[90]. Peligrosísimo en sobredosificación (muerte, daño cerebral y renal), parece haber conseguido cierto consenso histórico sobre su eficacia en el tratamiento para la manía aguda, la depresión bipolar y como tratamiento de mantenimiento para el trastorno bipolar. Curiosamente, a lo largo de todos estos años apenas hay estudios contrastados a gran escala con placebo. Algunos de ellos tienen errores metodológicos y dan discrepancias decrecientes de eficacia según pasan los años (del 80% en 1960, al 50% en 1980)[91]. Sin embargo, sigue siendo el tratamiento de elección para el trastorno bipolar. Con los años, han ido apareciendo otras voces que cuestionan la idoneidad del litio. Para Guy Goodwin, el riesgo de recaída en pacientes que dejaban de tomar el litio era tan grande que debería cuestionarse su uso[92]. A los pacientes con litio tampoco les iba muy bien, el 40% recaían, y en cinco años lo hacían el 60%[93]. Martin Harrow y Joseph Goldberg informaron que al cabo de cuatro años y medio los pacientes tratados con litio no estaban funcionando mejor como grupo que los que no tomaban el fármaco[94]. Finalmente, Moncrieff, autora de

---

90. *Cf.* Cade, J.F. (1949), «Lithium salts in the treatment of psychotic excitement», *The Medical Journal of Australia*, 3;2 (10), pp. 349-52; Shorter, E. (2009), «The history of lithium therapy», *Bipolar Disorder*, 11 (0-2), pp. 4-9.
91. Jufe, G.S. (2001), «Actualización del tratamiento farmacológico del trastorno bipolar», *Vertex*, 12 (43), p. 34.
92. *Cf.* Goodwin, G. (1994), «Recurrence of mania after lithium withdrawal», *British Journal of Psychiatry*, 164, pp. 149-52.
93. *Cf.* Markar, H. (1989), «Efficacy of lithium prophylaxis in clinical practice», *British Journal of Psychiatry*, 155, pp. 496-500; Moncrieff, J. (1995), «Lithium revisited», *British Journal of Psychiatry*, 167, pp. 569-74.
94. *Cf.* Goldberg, J. *et al.* (1996), «Lithium treatment of bipolar affective

reconocido prestigio y muy crítica con los tratamientos psiquiátricos mal empleados, concluye sobre el litio que «hay indicios de que es ineficaz en la perspectiva a largo plazo del trastorno bipolar, y se sabe que está asociado con varias formas de daño»[95].

En conclusión, parece bastante claro que el espectro bipolar no es una enfermedad que exista desde siempre y que sus tratamientos tampoco. Es más, la evolución de los últimos cincuenta años con los tratamientos no parece haber mejorado el pronóstico de las personas etiquetadas bajo este epígrafe. Evidentemente, no decimos que si una persona anda loca dilapidando su patrimonio en medio de un proyecto delirante no haya que hacer algo. Planteamos, a tenor de lo visto, que el tratamiento ha de ser agudo, de urgencia y ha de ir acompañado con posterioridad de un apoyo de otro orden que no sea exclusivamente medicamentoso.

---

disorders under naturalistic follow up conditions», *Psychopharmacology Bulletin,* 32 (1), pp. 47-54.
95. Moncrieff, J. (1997), «Lithium: evidence reconsidered», *British Journal of Psychiatry,* 171, pp. 113-19, p. 117.

3. TdAH

Un ejemplo de enfermedad ficticia.

Leon Eisenberg

Atisbamos aquí uno de los grandes conflictos actuales que asola a la psicopatología. Los niños nos nacen enfermos porque se mueven mucho y no prestan atención. Los vástagos de Occidente inundan las consultas de la mano de sus padres con la demanda de «me suspende» o «le han quedado cuatro». Este, en nuestra opinión, delirante drama no es algo a menospreciar ni una bagatela de los tiempos, ya que los diferentes argumentos y tratamientos en ocasiones se juegan en los juzgados y a golpe de demandas millonarias. Un magma interesado de estudios científicos, a favor y en contra del diagnóstico de TdAH (Trastorno por déficit de Atención e Hiperactividad), cuestionan hoy día a la psiquiatría, dando carta de ciudadanía a nuestra idea inicial de la existencia de «las psiquiatrías». Los niños son el horizonte final del delirio científico. Son los niños nuestros pasajeros en trance, esperando a que dirimamos si el saber está del lado de lo social o de la ciencia. Son niños hijos de su cultura, infantes que se preguntan en acto quién es el que sabe o quién es el que manda. Definamos con más claridad el sumidero semiológico en el que nos encontramos.

En la actualidad, fruto de la demanda de los padres, de la conducta de los niños y de la sutil mano de la industria farmacéutica, cada vez más niños son diagnosticados de

TdAH[96]. Son niños que no prestan atención a nada, que cambian de una actividad a otra y que están en continuo movimiento. Son, en el fondo, niños muy actuales, adalides de la impermanencia y *brokers* de lo efímero. El caso es que hasta hace treinta años muy pocos niños estaban diagnosticados con esta etiqueta. Hoy, casi un 32,4% de la población infantil de Holanda, está diagnosticada de este síndrome[97]. En España, se habla de un 5%, y en EE. UU., donde comienza a ser epidemia, han aumentado los diagnósticos un 53% en solo diez años; sin embargo, en países como Francia apenas se diagnostica (0,5%)[98]. Convengamos que las prevalencias varían desde el 0,5% hasta el 20%. Unos dicen que estas diferencias se deben a la falta de formación y otros a la inexistencia de una tal enfermedad[99].

Historia y epidemia

En 1902, un afamado pediatra británico dio una serie de charlas donde hablaba de lo que denominó «defecto mórbido de control parental». Eran casos de niños violentos, malvados, aficionados al robo y a la mentira[100].

---

96. Sobre los aspectos históricos consúltese: Sauvagnat, F. (2002), «Una entidad controvertida: la hiperactividad con trastorno deficitario de la atención», *Revista de Psicoanálisis de Castilla y León*, 4, pp. 93-111.
97. Véase: http://bit.ly/2FBbzve [consultado por última vez el 9 de junio de 2017].
98. Véase: http://bit.ly/2p9sfjm [consultado por última vez el 9 de junio de 2017].
99. *Cf.* Timimi, S., Moncrieff, J. *et al.* (2004), «A critique of the international consensus statement on ADHD», *Clinical Child and Family Psychology Review.*, 7 (1), pp. 59-63.
100. Seguimos en este apartado el esclarecedor trabajo de Vinuesa y colaboradores: Vinuesa, F.G. *et al.* (2014), *Volviendo a la normalidad. La invención del TDAH y del trastorno bipolar infantil*, Madrid, Alianza, p. 66.

Añadía, además, la existencia de una dificultad para la atención. En 1947, A. A. Strauss y L. E. Lehtinen, acuñaron el concepto de «lesión cerebral» para estos niños a los que describían con etiquetas del tipo «deficientes indisciplinados», «psicópatas excitables», «perversidad infantil», «psicópatas epileptoides»[101]. Tiempo después, otros autores han ido acotando los síntomas, desposeyendo de esta aura de degeneración y de maldad al diagnóstico para ajustarse más a los niños de hoy que molestan en clase y no hacen los deberes. En este camino se ha ido comprobando que no hay ninguna prueba real del diagnóstico. Ni en analíticas, ni en resonancias magnéticas, ni en ningún tipo de prueba diagnóstica. Aún queda el término «lesión cerebral mínima», como una especie de coartada de que algo pasa en el cerebro, pero no sabemos qué. Y, aunque en la actualidad se minimiza esta trágica coletilla, en los propios manuales de psiquiatría infantil se sigue sugiriendo sutilmente la hipótesis de que algo debe andar mal en el lóbulo frontal.

Como es de sobra conocido, este diagnóstico terminó convirtiéndose en una epidemia, alrededor del año 1980, tras la aparición del DSM-III (siglas en inglés del *Manual diagnóstico y estadístico de los trastornos mentales*). Antes de esto, este raro diagnóstico tenía una prevalencia del 0,2%[102]. De este modo, podríamos plantear tres hipótesis para explicar lo que ocurrió. En primer lugar, que desde hace

---

101. *Ibíd.*, p. 67.
102. Almudévar, M. (2013), «Trastorno del déficit de atención. Un repaso», disponible en http://bit.ly/2IqfRn1 [consultado por última vez el 23 de octubre de 2016].

más de treinta años una pandemia en el mundo occidental, sólo en éste, de tipo vírica o alimenticia ha producido una modificación en las estructuras cerebrales de nuestros niños descarriados (*lesión cerebral mínima*), con la consecuente, también, epidemia de padres desesperados. En segundo lugar, que desde hace más de treinta años la ciencia ha sido capaz de cernir un complejo sindrómico que se hallaba oculto bajo la forma de niños difíciles, trastornos del desarrollo, dificultades en el aprendizaje y demás etiquetas médicas y pedagógicas. A diferencia de otras enfermedades mentales, hasta ahora nadie se había dado cuenta de ésta. Finalmente, que los niños de las sociedades occidentales son víctimas del déficit de atención de sus padres y de la hiperactividad de la sociedad en la que viven, y alguien decidió transformar esto en un trastorno tipificable.

Estas hipótesis le son absolutamente indiferentes a un padre o madre desesperados. La tragedia para un padre y una madre es que estos síntomas provocan una bajada en el rendimiento. Disminuyen el nivel de eficacia escolar de los niños. Con todo lo que significa en esta época neoliberal el déficit, la perdida y los números rojos. Evidentemente, los padres enloquecen. Dicen «mi niño es un tarado», «no hace lo que se espera de él», «llevémosle al médico y que lo repare». El caso es que entre pediatras y psiquiatras lo hemos arreglado. Se descubrió que a estos niños y, en general a la mayoría de las personas, las anfetaminas les permite estudiar más y mejor. Si además se toman cada ocho horas entonces tenemos un tratamiento médico.

Este tipo de ideas mágicas ajenas al saber y a la ciencia

destruyen en cierta manera cualquier capacidad de debate. Cualquier padre desesperado anhela lo que habitualmente obtiene de la medicina, a saber, un diagnóstico y un tratamiento específico. La medicina basada en estudios de dudosa veracidad le ofrece un producto testado y avalado por compañías farmacéuticas, y gobiernos que, por lo general, no invierten en estudios independientes. Por el contrario, la otra idea, el otro enfoque, plantea que todo esto es resultado del declinar simbólico de la cultura occidental y de los ojos mercantilistas que miran a los niños como inversiones. Considera que estos síntomas que se asientan sobre los niños tienen que ver con la respuesta natural ante una sociedad vigilante y fragmentada y, sobretodo, tienen que ver con una respuesta ante la fragilidad de unos padres para quienes resulta ya bastante sostenerse como pareja, como identidad y como grupo social. Ante la pluralización de los referentes y su mercantilización, los niños tienen una gran dificultad para aposentar su deseo. Pululan enfervorecidos entre luces, colores y demandas en un contexto paradójicamente creado para ellos. Pero por más que velemos de alharacas y planes pedagógicos la infancia, la cultura nunca es natural para el niño, siempre es un impacto, siempre es traumática y soslayar este hecho hace que eliminemos la falta y, por lo tanto, la posibilidad del deseo. Es la hiperactividad por ello la actualización del antitrauma, el sofoco agudo del niño obligado a que no le pase nada y a que no quede en falta.

Dar medicación a los niños

Todo esto quedaría en una mera anécdota psicopatológica si el resultado no fuese otro que la pauta sistemática de anfetaminas a niños muy pequeños (a veces empiezan con cinco años o antes)[103]. Sin duda podemos pensar que, si se receta, será porque el tratamiento no tiene efectos secundarios de consideración, pero ahí los estudios no son claros. Por cada estudio que demuestra la inocuidad del tratamiento, aparece otro que dice lo contrario. Se ha dicho, por ejemplo, que los niños que toman anfetaminas en la infancia son más propensos al consumo de cocaína en la edad adulta[104]. También, que estos niños medicados con anfetaminas son más propensos al trastorno antisocial de la personalidad (vulgarmente conocidos como psicópatas) o que son más propensos a padecer algún tipo de enfermedad mental. Por supuesto, otros estudios muestran que estas alteraciones pueden darse en niños hiperactivos si no toman anfetaminas. En otro orden de cosas, se ha visto que los niños con tratamiento prolongado de anfetaminas pueden tener retraso madurativo, disminución de peso y talla, muerte súbita y problemas cardíacos. Otros estudios, evidentemente, han negado estas conclusiones[105]. En medio de estas diatribas hay padres que han denunciado a las farmacéuticas o a los médicos que recetaron a sus hijos este

---

103. *Cf.* Leo, J. y Lacassse, J.R. (2015), «The New York Times and the ADHD epidemic», *Society*, 52 (1), pp. 3-8.
104. *Cf.* Goldman, L.S. *et al.* (1998), «Diagnosis and treatment of attention-deficit/hyperactivity disorder in children and adolescents», *JAMA*, 279 (14), pp. 1100-107.
105. *Ibídem.*

tratamiento y otros padres que han salido en su defensa y hablan maravillas del tratamiento[106]. También, en la delgada línea que separa las drogas de abuso de algunas medicaciones, se da a menudo el consumo errático y a demanda. Una forma de asumir sus efectos secundarios, pero no por ello dejar de prescribirlo. A este respecto nos quedamos con esta anécdota de Luis Rojas Marcos, ínclito psiquiatra español exjefe de los servicios de Salud Mental de Nueva York, que nos espeta: «en la actualidad no tomo medicación, pero de vez en cuando le quito una pastilla a mi hijo. Y me viene estupendamente. Sobre todo, si tengo que leer mucho en soledad, ayuda a la concentración. No tanto si tengo que relacionarme con gente, pues me pone algo más tenso»[107].

De cualquier modo, a nosotros no nos parece algo tan fantástico dar anfetaminas a los niños. Quizás suene raro, pero si tenemos dosis *baby* para el paracetamol y abogamos porque los niños tomen la menor medicación posible de fármacos para no interferir en su desarrollo, ¿qué nos hace pensar que la anfetamina es algo estupendo? Es más, si la cocaína es mala, perjudicial y agujerea el cerebro, ¿por qué otro potente psicoestimulante, como son las anfetaminas, puede ser tan recomendable? Es evidente que hay un sufrimiento en los niños, pero las cosas pasan por algo, algo que tiene que ver con la vida del niño, sus padres y sus instituciones cercanas. No conocemos otra

---

106. Almudévar, M. (2013), «Trastorno del déficit de atención. Un repaso», disponible en http://bit.ly/2IqfRn1 [consultado por última vez el 23 de octubre de 2016].
107. Vinuesa, F.G. *et al.* (2014), *op. cit.,* p. 98.

manera de tratar el problema que invitando al niño y a los padres a hablar sobre qué es lo que no funciona, o sobre lo que creemos que funciona, pero quizás no está siendo tan bueno. Aún diríamos más, ¿por qué todo tiene que funcionar? ¿por qué un niño ha de ser eficiente? Esta posición contra-discurso evidentemente lleva tiempo y un compromiso en el que, a veces, hay que poner en duda valores personales y hábitos vitales. Pero la otra opción, la de dar anfetaminas es, sinceramente, una apuesta a un más allá escandalosamente ambiguo si escrutamos la literatura llamada «científica». Esta tesitura sabemos que es siempre harto complicada. El entorno social que rodea al niño puede llegar a generar mucha presión para considerarlo «un TdAH» y destacar las bondades del tratamiento, siendo muy fácil ceder a la presión. Es muy difícil sostener en dicho entorno que el mundo está un poco loco y que los niños tienen algo que decir en todo eso que les pasa. Ésta es la apuesta para nosotros, entender el sufrimiento del niño como el modo que tiene de decirnos que algo en todo eso que hacen los mayores no funciona de la mejor manera. Dependerá de nosotros recibirlo y contestarlo o acallarlo con pastillas.

4. Drogas

> *El mal uso de las drogas no es una enfermedad.*
> *Es una decisión, como pararte enfrente de un coche*
> *en movimiento. Podrás llamarlo un error de juicio.*
>
> Philip K. Dick

La adicción se ha convertido en el caballo de Troya de las psiquiatrías. Una de las más poderosas razones para visitar al psiquiatra y una de las consecuencias habituales de acudir a su consulta. De fondo, cual motor inmóvil, está la sempiterna pregunta por el placer. Si de algo padece cualquier ser vivo es de la búsqueda del placer, del no dolor[108]. La adicción es una suerte de cortocircuito, una ruptura en la cadena lógica de la vida o quizás un inesperado compañero de viaje y solución rápida para cuando las cosas se tuercen. Nuestros enganches, nuestros vicios, son fórmulas de artificio cuando el placer del deseo se atora y se enreda en nuestra historia y en nuestro presente. Todos tenemos algún pequeño vicio incluso el vicio de ser perfecto o ser meticuloso y escrupuloso con nuestra vida. Los hay que están enganchados a tener una vida sana hasta el punto que mueren atiborrados de salud. Diferente es cuando se trata de una droga, algo físico que entra en nuestro organismo. Un alivio que traspasa nuestro natural parloteo para instalarse en el alma de raíz, hackeando nuestra forma de ver la vida desde la radicalidad del cambio fisiológico que produce.

Dos polos dirigen nuestra mirada cuando de adicciones

---

108. Véase, por ejemplo: Freud, S. (1976 [1920]), *Más allá del principio de placer*, t. 18, *op. cit.*

se habla. Por un lado, está la experiencia de la persona, la vivencia del drama. La angustia, nuestro particular *sherpa* en esta aventura, también nos indicará el peso y especificidad del drama. Habrá algunos incautos temerosos que pedirán auxilio al tercer día que se tomen algún tipo de espirituoso o se fumen medio cigarro. Otros más renuentes acudirán casi obligados por el sentido común cuando su propia vida esté en juego. Imbricadas en la disparidad de la angustia subjetiva, las adicciones visitarán al psiquiatra también a demanda. Serán las personas cercanas las que a menudo propongan un auxilio casi obligado a caballo entre el amor y la exigencia. Son la desesperación de unos padres, el hastío de un hijo o el crepúsculo de una pareja los que llamarán urgentes a las consultas pidiendo bandera blanca, un tiempo y una parada en el camino. Por último, añadir que no sólo el sujeto y sus otros cercanos serán los agentes que pongan el cascabel al gato, sino que el aleatorio concurso de la medicina y de la política a lo largo de la historia han sido y serán variables de peso específico en el curso y nombre de este malestar.

Datos de la historia

Las drogas han formado parte de la cultura humana desde su nacimiento. Prácticamente, en todas las civilizaciones hay registro histórico de algún tipo de consumo. Quizás las drogas más antiguas sean el cannabis y el opio ya presentes hace 4.000 años en China. También está constatado el consumo de alucinógenos en las culturas precolombinas hace casi 5.000 años[109]. El uso de éstas, históricamente, ha sido habitualmente acompañada de rituales de iniciación, celebraciones o motivos religiosos. También desde la Antigüedad muchas de estas drogas han sido parte de tratamientos para enfermedades y remedios. De sobra conocido era para los chinos los beneficios y peligros del opio «La adormidera produce un medicamento que cura, pero que mata como un sable»[110], refería un médico chino. Más famosas son las reflexiones sobre la melancolía y el vino de Aristóteles[111], donde remedio y tóxico navegan de la mano. Lévi-Strauss[112] o Walter Benjamin[113] también han profundizado en los efectos de la droga y en su legado cultural. La adicción, también, siempre estuvo presente, aunque su presentación en masa es un poco más reciente. El concurso de intereses religiosos, políticos y económicos a gran escala ha propiciado, a lo largo de la historia, epidemias de consumo y brotes de restricción. Por ejemplo, en medio de las Guerras del Opio entre China y el Imperio británico, el número de opiómanos chinos aumentó en un 6000% en tan solo 28 años[114]. Como así también la ley seca

---

109. *Cf.* Corrêa, J.T. (2007), «Historia de las drogas y de la guerra de su difusión», disponible en: https://bit.ly/2HhzW1I [consultado por última vez el 20 de abril de 2018]; Carod-Artal, F.J. (2015), «Alucinógenos en las culturas precolombinas mesoamericanas», *Neurología*, 30, pp. 42-9.
110. Freixa, F. (1982), *El fenómeno droga*, Barcelona, Salvat, p. 11.
111. *Cf.* Aristóteles (2007), *El hombre de genio y la melancolía. Problema XXX, 1*, Barcelona, Acantilado.
112. *Cf.* Lévi-Strauss, C. (1970), «Los hongos en la cultura», en *Antropología estructural*, Madrid, Siglo XXI.
113. *Cf.* Benjamin, W. (2014), *Sobre el hachís*, Buenos Aires, Palma de Mallorca, José de Olañeta.
114. Freixa, F. (1982), *El fenómeno droga, op. cit.*, p. 11.

en EE. UU. arrojó el triste balance de 24.589 presos en 12 años, un aumento del consumo, así como la proliferación de una delincuencia organizada que no difiere en nada de las actuales mafias y cárteles de la droga. No es tampoco ajena a nosotros la prohibición del cáñamo relacionada con la aparición de la farmacracia en EE. UU.[115] Da la sensación de que en la historia del consumo de las drogas intervienen factores de toda índole que no parecen exclusivos del tóxico en sí.

Los circuitos neuronales

El discurso oficial de las neurociencias nos habla de circuitos cerebrales implicados en las adicciones, circuitos descontrolados de placer[116]. Un circuito de satisfacción y recompensa que se activa y se adueña del sujeto[117]. Imaginan así, adictos como zombis de película atenazados por un virus que los dirige hasta la destrucción de la vida. Es difícil poder sostener una visión tan mecánica del ser humano y reducir de manera tan inocente al sujeto a una rata de experimento. La vida de una persona, tanto pasada como presente, la historia y el contexto, intervienen en las elecciones que

---

115. Escohotado, A. (1999), *Historia general de las drogas*, Barcelona, Espasa, pp. 675-89.
116. Véase, por ejemplo: Volkow, N.D. *et al.* (2013), «Unbalanced neuronal circuits in addiction», *Current Opinion in Neurobiology*, 23 (4), pp. 639-48; Kalivas, P.W. y Volkow, N.D. (2005), «The neural basis of addiction: a pathology of motivation and choice», *American Journal of Psychiatry*, 162 (8), pp. 1403-413.
117. Véase a este respecto: Ansermet, F. y Magistretti, P. (2012), *Los enigmas del placer*, Buenos Aires, Katz; Ansermet, F. y Magistretti, P. (2006), *A cada cual su cerebro*, Buenos Aires, Katz.

realizamos y, algunas de ellas, nos pueden llevar a malograr toda nuestra existencia.

Es al hilo de la propia historia donde se juega parte importante de la batalla con la adicción[118]. El ser hablante está provisto de un mecanismo autónomo de placer que es el fantasma. Éste es un equipaje contra la angustia que nos permite orientarnos en la vida[119]. El deseo es esa zanahoria hecha de palabras, imágenes y recuerdos que nos conmina siempre a dar el siguiente paso. Sería algo así como una droga de renuncia, pues introduce el orden de la falta, la ausencia, la pregunta por el *dónde* queda la zanahoria. Es el reverso de la droga en su acepción tóxica. Si ésta propone el exceso, el cortocircuito, el atajo, el fin de la espera para la satisfacción, el deseo es precisamente lo contrario: la postergación, la calma, el circuito que se retroalimenta de falta. Es lo traumático de la falta, lo insoportable de la vacía existencia, lo que anima a tomar el camino corto de la droga. Si la concurrencia del presente pule las aristas de esta decisión, el camino de la droga puede ser hasta el final, hasta la muerte. Si las enfermedades físicas, la falta de amor y la pobreza acechan al toxicómano, más imposible se tornará el camino de vuelta.

Los adictos en el psiquiatra

El psiquiatra, ante este monstruo indomable, tan actual

---

118. Véase por ejemplo: Borderías, A. (2001), «*Acting-out* y "Verleugnung": una contribución a la clínica de las adicciones», *Cuadernos de Psicoanálisis de Castilla y León*, 3, pp. 61-70.
119. Desarrollamos más adelante la cuestión del fantasma (p. 137).

en su cantidad y tan contemporáneo en su esencia, dio primero un paso atrás a la hora de introducir el *psicoscopio*. Hasta hace poco, estaba al margen de las toxicomanías. Eran materia oscura, sujetos de un tiempo actual, maleantes, mentirosos y enfermos. Recordaban vagamente a los alcohólicos a los que el psiquiatra siempre había tratado como secundarios de la psicopatología, actores mudos del tratamiento social del malestar. Pero los últimos yonquis, en un principio, resultaron incómodos para la psiquiatría. No seguían el patrón lógico que el saber psiquiátrico tenía sobre la locura y el malestar. Con el tiempo, ante la demanda masiva, se empezó a ver las cosas con otros ojos. Comenzaron a surgir las adicciones a todo tipo de objetos y substancias, no sólo a la heroína y la destrucción.

Entonces se decidió, de golpe y porrazo, que la mayoría de los adictos tenían alguna otra patología psiquiátrica, principalmente de personalidad. Se inventó así la patología dual, lo que permitió introducir la toxicomanía en el método nosográfico clásico como si de una especie natural se tratase y la administración sin freno de tratamientos para la supuesta enfermedad subyacente. Anticonvulsivantes como tratamiento para el control de impulsos y ansiolíticos para el fondo de angustia que les asolaba y que, se suponía, era el motivo por el cual consumían el tóxico. También antidepresivos serotoninérgicos para los tristes o noradrenérgicos para los chicos de la cocaína y, por último, antipsicóticos en general para no tener malas ideas. Una suerte de coctel que los toxicómanos aceptaron de buen grado y con el que muchas veces traficaron. Estas dos últimas cuestiones en torno a la pasividad ante la prescripción y el tráfico de estupefacientes nos sitúan en la coyuntura discursiva que apunta a la palabra clave de la drogadicción que es «el consumo». Son los toxicómanos los adalides del consumo, el atajo perfecto para un mundo que nos pide precisamente eso, consumo. Consumidores, consumistas, consumados adictos de los bienes de los que nos provee el mercado. Qué mejor oferta entonces para un joven adolescente que la ruptura con el mercado para, a su vez, paradójicamente, hacer lo que éste le pide. Es decir, ser siervo de una estructura haciendo algo donde se desprecia. Consumir, pero no lo tuyo, consumir lo que está fuera, lo que da placer en ausencia. Un placer rápido, sin renuncia y donde renegar de toda la inversión de deseo que se ha de hacer para conseguir un simple pedazo del consumo publicitado que se ofrece.

Como telón de fondo, se consumó la catástrofe. En esta medicalización casi sin criterio, la medicina le dijo al adicto que no era responsable de lo que le pasaba. Que simplemente estaba enfermo, que era víctima de sus circuitos neuronales que habían sido tomados por la droga. No hay nada más iatrogénico que poner trabas a una persona para que se haga cargo del manejo de sus placeres y deberes. Es como aplaudir a un niño cada vez que se pega con la cabeza contra la pared.

La subjetividad del adicto

Cuando se tiene en cuenta una psicopatología de las pasiones y del drama del ser hablante, se pueden dar diversos tipos de tratamientos del adicto que podemos repartir en cuatro ejes, al modo en que lo hace Eric Laurent[120]. En primer lugar, tenemos el tratamiento por el sujeto. Éste consiste en afirmar que el toxicómano no existe. Propone al sujeto no identificarse como toxicómano permitiendo un espacio para su división subjetiva y el encuentro con sus dichos. No todo el mundo acepta esta propuesta. Se trata de intentar interrogar a la persona sobre las causas íntimas de este paso hacia su destrucción. No se trata de borrar rápidamente la adicción sino de establecer de dónde viene y qué beneficio inconsciente saca el paciente al fastidiarse la vida.

En segundo lugar, tenemos el tratamiento por el saber. Es un tratamiento que es a la vez pedagogía del toxicómano y extracción del saber de este último sobre su objeto. Qué siente, los detalles, qué le aporta, qué le quita, cómo lo hace, con quién, etc. Se extrae este saber y luego se le impone la advertencia salomónica y científica de los acontecimientos futuros y funestos que acompañan a la droga. Es un modo de tratamiento interactivo. El terapeuta se instituye como el maestro que sabe y que va a explicar al sujeto cómo es la vida y cómo poner un poco de orden en este descontrol. Es quizás esta fórmula la que calaba en un principio en los médicos cuando empezaron a atender a los primeros toxicómanos. Es el amanecer de las psiquiatrías a este problema.

En tercer lugar, está el tratamiento religioso. El de la orden de hermanos. El discurso del tratamiento implica plantear: «usted no existe», «usted es un toxicómano» y «vamos a

---

120. *Cf.* Laurent, E. (2008), «Apuestas del congreso de 2008: el objeto *a* como pivote de la experiencia analítica», en D. Galante *et al.* (comp.), *Lo inclasificable de las toxicomanías,* Buenos Aires, Grama.

tratarlo como tal». No le queda a uno más que cubrirse bajo el manto del ideal «yo soy un ex-adicto». Es el sistema de los grupos de narcóticos anónimos y alcohólicos anónimos.

Por último, tenemos el tratamiento por el objeto. Concretamente, por los objetos de sustitución. Este tratamiento tiene que ver con una fórmula de control social. En los setenta y ochenta fue una manera de parar la ola de delincuencia y muertes que irrumpió en las sociedades occidentales con la entrada masiva de la heroína. Famosos son los programas de metadona. Actualmente, son programas más en declive y diseñados a la medida de una población cronificada y dependiente de una asistencia social muy potente. Si bien estos viejos yonquis están siendo sustituidos por otro tipo de toxicómanos, toxicómanos sin tanto delito ni muerte y más amigos de los estimulantes y del alcohol. Sujetos que están encontrando la nueva metadona en las anfetaminas. Estos nuevos toxicómanos de la cocaína y el alcohol son diagnosticados de déficit de atención y/o trastorno de personalidad, lo cual les permite sustituir la cocaína por anfetamina gracias a los famosos tratamientos con metilfenidato que se realizan en el déficit de atención.

La demanda de tratamiento

A su vez, también en muchas ocasiones suele haber cuatro maneras en las que el paciente se posiciona a la hora de demandar tratamiento. Hay sujetos que acuden con una división subjetiva que conlleva la pregunta por el sujeto. Suelen ser pacientes en los que el velo de la droga es suficientemente lábil como para poder desenmascarar el cortocircuito que representa el consumo. Son pacientes en los que rápidamente se ve que, tras el tóxico, aparecen con facilidad síntomas habitualmente neuróticos para los que el consumo es un alivio o, por lo menos, una salida de escena. No es infrecuente tampoco encontrase con pacientes locos que encuentran en la droga y en su contexto un lugar para su posición de fuera del discurso. Otros simplemente quieren saber de manera superficial sobre los efectos desde un estado precontemplativo, o sólo demandan pautas que luego nunca van a cumplir. Son pacientes que están a kilómetros de saber nada de su deseo y de las razones de su precipitación en el consumo.

Siempre se ha pensado que cuando uno atraviesa la barrera del consumo está abocado a transitar por el uso de todo tipo de sustancias. Hace años, una frase típica de las madres de los primeros toxicómanos, que daba cuenta de este páramo de ignorancia sobre el que se asienta el consumo de drogas, era aquella que decía: «mi hijo se inyecta porros». Esta frase, un poco ridícula en la que se plantea un imposible del consumo, era la frase de una madre desesperada que desarrollaba de forma magistral y resumida la posibilidad de la escalada en el consumo. Aunque la mayoría de los estudios niegan la existencia de la escalada, la intuición de una madre preocupada es mucho más poderosa que toda una argumentación farmacológica y es verdad que cuando un adolescente rompe la barrera de atreverse a consumir sustancias es posible que en este trayecto vital pruebe la mayoría de ellas cuando no unas cuantas. Otra cosa es que se enganche a ellas o decida hacerse consumidor habitual. Eso no sólo depende de una cuestión química, se trata de un trayecto personal e intransferible en el que habitualmente se juegan muchas cosas al margen de la droga. La vida familiar, las identificaciones de la persona, la coyuntura del momento y, en general, la cultura y las posibilidades sociales y económicas serán los bastones o las zancadillas de la caída en la drogadicción. Por último, lo social, lo legal serán la vara de medir que separará o integrará al sujeto en la responsabilidad sobre sus goces. A este respecto, creemos, sin lugar a dudas, que el problema de la droga no se termina con la prohibición. Son siglos de convivencia y connivencia en todas las culturas del mundo. Para poder manejar este problema tan humano y ser capaces de ofertar alternativas sólo nos queda el ineludible apoyo de la cultura y el saber[121]. Especialmente, a través de un cuerpo social que invite a gozar de todas las otras cosas que conforman la realidad humana y que provea de un sustrato de oferta cultural que permita un campo para el deseo y para el placer en el hecho social.

---

121. Es muy paradigmático a este respecto el trabajo realizado en Islandia en los últimos veinte años, donde una población eminentemente alcohólica se ha disuelto en pos de un corpus social juvenil llamado al deporte y al consumo responsable. En medio, diferentes opciones han jugado la batalla. De un lado, las dificultades legales y económicas para el consumo. Del otro, la oferta variada de becas y apoyos para el desarrollo de las opciones de la cultura, a saber, deporte, música, formación, etc.

III. Cosas de científicos

¿Qué ciencia en psiquiatría?

> *La ciencia moderna aún no ha producido un medicamento tranquilizador tan eficaz como lo son unas pocas palabras bondadosas.*
>
> Sigmund Freud

> *Aquellos que piensan que la ciencia es medida deben buscar números y ecuaciones en las obras de Darwin.*
>
> David Hunter Hubel

Si de algo padece la psiquiatría de hoy es de un esfuerzo continuo por ser científica. En esta época de la medicina basada en la evidencia, las psiquiatrías intentan denodadamente formar parte del corpus teórico de la medicina. La dificultad estriba en que su objeto de estudio es la psique humana y su enfermar es un asunto espinoso con múltiples ramificaciones filosóficas, antropológicas y sociales.

Como método de argumentación de este libro hemos optado por recurrir a los estudios publicados en las revistas más prestigiosas de las psiquiatrías. En éstas, siempre han existido opiniones que prevalecen sobre otras fundándose en los resultados de los estudios denominados científicos. De modo que, aquello que no disponía de dicha argumentación, carecía de valor. Nuestra sorpresa ha sido mayúscula cuando hemos comprobado que gran parte de las opiniones imperantes en las psiquiatrías, que tanta evidencia habrían encontrado, también atesoran otros tantos estudios que demuestran que dichas opiniones no son más que falacias. Esas son las *cosas que tu psiquiatra nunca te dijo*, aquellos estudios que ponen en cuestión la ideología vigente. Lo que nos muestra que las psiquiatrías, como cualquier otra disciplina humana, son tan imperfectas que resulta ciertamente ridículo verlas mirarse en el espejo de la vanidad. Esto, pensamos, convierte lo supuestamente evidente en algo de otro orden, quizás algo más relacionado con el ejercicio del poder de la opinión dominante.

Las escalas

Esta idea está muy presente en las escalas. Las escalas son una herramienta de medición imprescindibles en los estudios psiquiátricos. Podemos medir, por ejemplo, antes del tratamiento y después, y ver así la eficacia de éste. El problema reside en cómo saber que en psiquiatría una escala mide aquello que nosotros queremos. La medición en el campo de la ciencia es muy útil, por ejemplo, para medir los átomos de uranio que pasan por un tubo imantado o los niveles de azúcar en sangre. Pero en psiquiatría las escalas miden afectos, impresiones, cuantifican la felicidad, la tristeza, la hostilidad o el dolor. Es decir, cuestiones que tienen que ver con la subjetividad y que atraviesan la matriz del lenguaje como esa estructura en la que *no todo* se puede decir.

Hay que tener en cuenta que, normalmente, una escala se valida siempre atendiendo a otra escala que sirve de referencia. Por tanto, podemos decir que la escala ficticia *Mayflower Pilgrim* de depresión para la esquizofrenia está validada, es decir, mide lo que mide porque la otra escala ficticia *McMardigham* de depresión mayor de Toronto así lo confirma. Ésta, a su vez, fue en su día validada por otra. Entramos así en una espiral infinita donde nos ataca una duda, ¿hubo un momento en que se creó la escala primigenia? Lógicamente, esta primera escala es del orden del mito, más cercana a las deidades que a la ciencia. Pero se da por buena, por lo que podemos, de esta manera, conocer uno de los pilares de la ciencia psiquiátrica, que es el acuerdo entre profesionales. Cuando se intenta reducir la subjetividad a la ciencia, lo que equivale a borrarla, deshacerse de ella, ésta retorna, y en este caso lo hace en forma de acuerdo entre profesionales.

Los ensayos clínicos

Si nos adentramos un poco más en la investigación científica en psiquiatría sobre la eficacia de los tratamientos, vemos que está condicionada a un tipo de dispositivo muy concreto que se conoce como «ensayo clínico». Este dispositivo consiste en una especie de estudio experimental en el que se asignan aleatoriamente sujetos o pacientes a diferentes condiciones de tratamiento. Normalmente, se reparten entre una condición de control, donde reciben un placebo o un tratamiento cuya eficacia se haya demostrado con anterioridad; y una condición experimental, donde se les da el fármaco cuya eficacia se quiere demostrar. La información que se obtiene en cada estudio se trata mediante análisis estadístico y los datos de diferentes estudios se agrupan con una herramienta estadística que se conoce como *meta-análisis*. Así pues, los ensayos clínicos y el meta-análisis son aquello en lo que se basa la denominada *Medicina Basada en la Evidencia*, que es el enfoque de la medicina en el que se supone que se toman decisiones basadas únicamente en la evidencia obtenida en la investigación científica. De esta investigación salen las *guías clínicas* para la práctica médica cotidiana.

Este modo de proceder fue implantándose en psiquiatría a medida que la industria farmacéutica se vio en la obligación de disponer de un dispositivo para poder justificar el uso de los medicamentos ante la falta de un modelo biológico o un modelo animal adecuado que explicara el mecanismo de acción de los fármacos o de la enfermedad. Se optó entonces por comparar los efectos que se producían en aquellos que tomaban el medicamento, con los efectos que se producían en aquellos que no lo hacían[122]. No era el conocimiento

---

122. Laurent, E. (2005), «La imposible adaptación del psicoanálisis a las normas de evaluación», *Lacaniana*, 3, pp. 94-103, p. 99.

preciso del cerebro lo que determinaba la eficacia de los psicofármacos, sino las pruebas que se llevaban a cabo en los ensayos clínicos.

En un primer momento, nadie pensó que los profesionales pudieran ir perdiendo la capacidad de utilizar los resultados de los estudios según su propio criterio clínico y saber cómo aplicarlos en cada caso concreto, dado que las condiciones de la vida real siempre distan de las controladas condiciones experimentales. Sin embargo, después de un tiempo, parece que ésta es una tendencia que ha ido ganando terreno. Las guías clínicas van imponiendo una especie de tiranía que reduce la capacidad de decisión del clínico y abre la brecha del peligro de la desresponsabilidad real hacia su propia práctica, haciendo que sólo le importe cumplir los protocolos y evitar las demandas por mala praxis derivadas de su incumplimiento[123]. Existe el riesgo además de que este novedoso enfoque de la ciencia médica se pueda convertir en algo propio de la ciencia ficción, no siendo necesario en un futuro que los prescriptores de psicofármacos tengan que estar médicamente cualificados. No sólo se pierde el criterio clínico en este nuevo orden de cosas, sino que también se erosiona la inestimable relación con el paciente. Lo que se gana en consenso y en estandarización de protocolos se pierde en saber apreciar el caso concreto, la escucha, la consideración de la individualidad y la posibilidad de atender a la persona que está detrás de la enfermedad, algo que cualquier práctica humana que se digne jamás debería dejar de lado.

---

123. Véase el capítulo IV, pp. 107 y ss..

Entre ciencia y negocio

Uno de los principales riesgos de este novedoso método de investigación reside en que todo este montaje se pueda llegar a mercantilizar. Sin duda, hay un mayor control e influencia en la práctica clínica si se instauran las guías clínicas que si se deja actuar a los profesionales según su propio criterio. Si a esto añadimos que quien financia los ensayos clínicos en los que se basan las guías es —por lo general— la industria farmacéutica, no podemos estar seguros de que su único interés sea conocer la verdad sobre la eficacia de un fármaco determinado, y estamos dejando así la puerta abierta para hacer de la práctica clínica un negocio. Más allá de esto, y en caso de ser así, toda esta acumulación de datos no tendría tanto que ver con una ciencia, como con el arte de gestionar y vender un producto determinado, es decir, no sería más que una estrategia de marketing en toda regla[124]. No podemos pensar que por el hecho de que algo se mida, se contraste, se cifre, se compare o se calcule tenga que ser una ciencia[125].

Además, tampoco es que se trate de una ciencia muy precisa. Se sabe que el meta-análisis es una técnica antigua y débil que no tiene en cuenta los detalles de las condiciones experimentales, como por ejemplo, que el paciente se tome la medicación realmente[126]; o que hay aspectos de las relaciones

---

[124]. *Cf.* Pignarre, Ph. (2005), *El gran secreto de la industria farmacéutica*, Barcelona, Gedisa.

[125]. Miller, J.-A. y Milner, J.-C. (2003), «¿Desea usted ser evaluado? Conversaciones sobre una máquina de impostura», Málaga, Miguel Gómez Ediciones, p. 31.

[126]. Berrios, G. (2010), «Acerca de la medicina basada en la evidencia», disponible en: https://bit.ly/2pjsx6v [consultado por última vez el 20 de abril de 2018].

entre las personas, propios de una práctica de la palabra, que escapan al control de los dispositivos de los ensayos clínicos; a todo esto tenemos que añadir que los gestores sanitarios no sólo buscan la calidad de la asistencia, sino que también tienen en cuenta consideraciones financieras, dos objetivos que, con frecuencia, entran en conflicto. Es decir, por una parte, nadie duda de que se pueden llegar a manejar potentes herramientas estadísticas para el análisis de los datos. Sin embargo, si nos acercamos a los detalles de los ensayos clínicos nos encontramos con el hecho de que para medir estados y situaciones complejas en las vidas de las personas se usan cuestionarios demasiado simples con opciones de respuesta muy cuestionables, como pasa por ejemplo con la escala Hamilton para medir la depresión, donde uno puede obtener una mejoría significativa si empieza a dormir. Esto no quiere decir que el fármaco haya mejorado la depresión, sino que simplemente funciona muy bien como somnífero.

Por otra parte, la cuestión importante, y donde más cuidado se debe tener, es cuando al profesional se le exige aplicar un tratamiento determinado porque ha demostrado su eficacia en los ensayos clínicos. Existe una presión en este sentido. Si alguien no utiliza un tratamiento cuya eficacia se haya demostrado, no estará llevando a cabo una buena práctica y podría ser sancionado por ello. Como decíamos, esto hace desmerecer todas las peculiaridades y sutilezas de la relación terapéutica que el profesional mantiene con el paciente, y que le podrían llevar a tomar una decisión más conveniente para el paciente. Como bien apunta el profesor Berrios, nadie ha llevado a cabo nunca un estudio para saber si seguir un tratamiento eficaz es significativamente mejor que tomar decisiones basadas en la propia experiencia[127]. Lo que sí sabemos es que los tratamientos en psiquiatría, a pesar de los avances técnicos en los diseños experimentales, los protocolos, las guías y los ensayos clínicos, parecen funcionar siempre, tanto antes como ahora, según la «regla de los tercios»: un tercio se recupera, otro tercio se recupera parcialmente y un último tercio no consigue recuperarse[128].

---

127. *Ibídem.*

128. Es el profesor Berrios quien retoma esta «regla». En una comunicación personal, nos informó que no estaba claro del todo a quién podía atribuirse, lo cual «no la hace menos interesante como configurador cultural».

IV. Los diagnósticos o de la no existencia de las enfermedades mentales

La teoría es asesinada tarde o temprano por la experiencia.
Albert Einstein

A veces el demonio nos engaña con la verdad, y nos trae la perdición envuelta en dones que parecen inocentes.
William Shakespeare

De la locura a las enfermedades mentales

En 1854, Jean-Pierre Falret, médico alienista del hospicio de la Salpêtrière, escribía un trabajo con una fuerte carga ideológica[129]. En dicho texto, quería deshacerse de la idea

---

[129]. *Cf.* Falret, J.-P. (1864 [1854]), «De la non-existence de la monomanie», en *Des maladies mentales et des asiles d'aliénés*, París, J.B. Baillière et Fils, pp. 425-48.

tradicional de la locura para poder convertirla en diferentes enfermedades mentales. Desde la Antigüedad clásica, la locura se había relacionado con el saber[130] y se entendía ésta como ligada ineludiblemente a la razón, concepción que posteriormente se retomaría con fuerza durante el Renacimiento[131]. El loco no era alguien que perdía la cabeza por completo, sino alguien que enloquecía con un tema concreto y circunscrito. De hecho, se creó en la legislatura inglesa del siglo XVII, un término que haría fortuna y que reflejaría perfectamente esta cuestión, la *locura parcial*[132]. Así, esta concepción, en apariencia paradójica a ojos del prejuicio moderno que separa la locura de la razón[133], llegó hasta los albores de la psiquiatría donde los primeros alienistas la asumieron como propia[134]. No obstante, a partir de cierto momento se entendió que la psiquiatría no podría

---

130. Véase por ejemplo: Platón (1986), *Fedro*, en *Diálogos III*, Madrid, Gredos; y el famoso *Problema XXX* atribuido a Aristóteles en: Aristóteles (2004), *Problemas*, Madrid, Gredos, pp. 382-92.

131. *Cf.* Ficino, M. (2006), *Tres libros sobre la vida*, Madrid, Asociación Española de Neuropsiquiatría; véase al respecto el trabajo de uno de nosotros presentado en las XII Jornadas de la «Otra psiquiatría» que llevaban por título *Escritura y locura*: Matilla, K. (2015), «Shakespeare y la melancolía» (inédito).

132. *Cf.* Jackson, S.W. (1983), «Melancholia and partial insanity», *Journal of the History of the Behavioral Sciences*, 19, pp. 173-84.

133. Véase la argumentación que desarrolla Michael Foucault en su tesis de doctorado, donde atribuye la oposición moderna entre locura y razón a Descartes. Para Descartes la locura se excluye del ejercicio de la razón. Mientras que unos años antes, Montaigne afirmaba que nada le aseguraba que a todo pensamiento no le rondara la sinrazón: Foucault, M. (1976 [1964]), *Historia de la locura en la época clásica*, t. 1, México, FCE, pp. 36 y ss.

134. Véase la «melancolía o delirio exclusivo sobre un objeto» en Pinel, Ph. (1804 [1801]), *Tratado médico-filosófico de la enagenación del alma, o manía*, Madrid, Imprenta Real; y la «monomanía» en Esquirol, J.-E.-D. (1847 [1838]), *Tratado completo de las enagenaciones mentales*, t. 1, Madrid, Imprenta del Colegio de Sordo-Mudos.

avanzar como disciplina médica si no hacía valer dicha oposición. Prevaleció la ideología a los hechos de la clínica. Sin embargo, no se consiguió barrer del todo el punto de vista clásico. Es así, por ejemplo, que en una de las obras cumbres del alienismo, la monografía que Sérieux y Capgras dedicaron a *El delirio de interpretación* en 1909, tenía como título *Las locuras razonantes*[135]. Es decir, en cien años de psiquiatría en los que se había tratado de desechar esa idea clásica para poder transformar la locura en enfermedad, no se logró desarticular aquello tan propio de la condición humana, el entrecruzamiento entre razón y locura. Quizás, uno de los pocos autores que ensalzó esta idea clásica de la locura fuera el propio Freud[136].

Efectivamente, desde la Modernidad podemos decir que se hace fuerte la separación entre locura y razón, y que la operación de la psiquiatría durante el siglo XIX consiste en desunir la locura de la sensatez, para hacer de la primera diferentes enfermedades mentales independientes. Dicha separación era necesaria porque resultaba difícil concebir como enfermo a alguien que perdía la razón y a la vez la conservaba, ¿cómo podía uno estar enfermo a medias? Para sostener la doctrina de la locura como enfermedad mental era necesario que el enfermo estuviera afectado íntegramente y de manera deficitaria.

Jean-Pierre Falret fue el ideólogo de esta tentativa[137].

---

135. *Cf.* Sérieux, P. y Cagpgras, J. (1909), *Les folies raisonnantes. Le délire d'interprétation*, París, Alcan.

136. *Cf.* Derrida, J. (1995), «"Ser justo con Freud": la historia de la locura en la época del psicoanálisis», *Revista de la Asociación Española de Neuropsiquiatría*, 15 (53), pp. 225-54.

137. Seguimos aquí punto por punto las tesis de nuestro querido amigo y

Cada enfermedad mental debía tener una serie de síntomas característicos, un curso determinado y una etiología cerebral. Alentado, como otros tantos, por los descubrimientos de la causalidad anatómica de la Parálisis General Progresiva[138], intentó buscar el mismo modelo para las demás formas del malestar psíquico. Sin embargo, aunque en la actualidad, más de 150 años después, este modelo sigue vigente, no se ha encontrado la más mínima prueba de causalidad cerebral de las denominadas enfermedades mentales. De hecho, la propia APA llegó a reconocer en 2003 la ausencia de «lesiones patológicas discernibles o anormalidades genéticas»[139] en los trastornos mentales. No sólo eso, sino que el propio *Manual diagnóstico y estadístico de los trastornos mentales*, el DSM, reconoce que «ninguna definición adecuada especifica los límites precisos del concepto» de trastorno mental y que no está clara la línea divisoria entre una enfermedad mental y otra, así como entre una enfermedad mental y «la ausencia de trastorno mental»[140].

---

maestro José María Álvarez, desarrolladas a lo largo de su extensa obra. Véase principalmente: Álvarez, J.Mª. (2008), *La invención de las enfermedades mentales*, Madrid, Gredos; y Álvarez, J.Mª. (2013), *Estudios sobre la psicosis*, Barcelona, Xoroi Edicions; otros tantos detalles importantes pueden extraerse de sus diferentes artículos en la *Revista de la Asociación Española de Neuropsiquiatría*.

138. *Cf.* Bayle, A.-L.-J. (1822), *Recherches sur l'arachnitis chronique, la gastrite et la gastro-entérite chronique, et la goutte, considérées comme causes de l'aliénation mentale*, París, Didot Le Jeune.

139. Scully, J.H. (2003), «APA statement on 'Diagnosis and Treatment of Mental Disorders'», en http://bit.ly/2tVBzfl [consultado por última vez el 6 de mayo de 2017].

140. American Psychiatric Association (1987), *Diagnostic and statistical manual of mental disorders*, 3ª ed. revisada, Washington DC, APA, p. xxii. De hecho, se usa el término «trastorno» en lugar del de «enfermedad» porque este último implica el conocimiento de una causa médica conocida, algo de lo

La biblia de la psiquiatría

El DSM, a partir de su tercera edición, se ha considerado como la «la "biblia" oficial para categorizar los trastornos mentales»[141]. Se ha visto como un logro para la psiquiatría en sus aspiraciones científicas y en el consenso profesional[142]; lo que en lenguaje técnico se denomina «fiabilidad». En concreto, el desarrollo del DSM-III y la promulgación de «su uso, representa una reafirmación significativa por parte de la psiquiatría americana hacia su identidad médica y su compromiso con la medicina científica»[143]. Dicha tercera edición, se presentó al público como un salto cualitativo hacia categorías surgidas de la experimentación científica[144].

Existieron varias razones para llevar a cabo la revisión de la versión anterior. En primer lugar, surgió una gran polémica en torno a la fiabilidad de los diagnósticos. Se había visto, no sólo que la fiabilidad con las versiones anteriores era pésima[145], sino que diferentes profesionales

---

que el trastorno carece. Véase a este respecto: Szasz, T.S. (1960), «The myth of mental illness», *American Psychologist,* 15, pp. 113-18, p. 113.

141. Kirk, S.A. y Kutchins, H. (1992), *The selling of DSM. The rhetoric of science in psychiatry,* Nueva York, Aldine de Gruyter, p. 2.

142. Bayer, R. y Spitzer, R.L. (1985), «Neurosis, psychodynamics, and DSM-III: a history of the controversy», *Archives of General Psychiatry,* 42, pp. 187-95, p. 187.

143. Klerman, G.L. (1984), «The advantages of DSM-III», *American Journal of Psychiatry,* 141, pp. 539-42, p. 539.

144. Maxmen, J. (1985), *The new psychiatrists,* Nueva York, New American Library, p. 31.

145. *Cf.* Ash, P. (1949), «The reliability of psychiatric diagnoses», *Journal of Abnormal Psychology,* 44 (2), pp. 272-76; Hunt, W. *et al.* (1953), «Theoretical and practical analysis of the diagnostic process», en R. Hoch y J. Zubin (eds.), *Current Problems in Psychiatric Diagnosis,* Nueva York, Grune & Stratton.

realizaban diferentes diagnósticos a un mismo paciente, y que los diagnósticos variaban según los países, incluso aunque fuera el mismo paciente que veían en una entrevista grabada[146]. Parecía, por tanto, que los investigadores podían estar estudiando diferentes grupos de personas[147]. Además, por aquella época, se publicó un artículo que hizo tambalear los cimientos de la psiquiatría[148]. Se trataba de un experimento en el que doce pseudopacientes conseguían ingresar en doce hospitales presentando un síntoma falso. En concreto, una voz poco clara que parecía decir «vacío», «hueco» y «¡zas!». Once de ellos fueron diagnosticados de esquizofrenia y el otro de psicosis maníaco-depresiva. Una vez dentro, se comportaban adecuadamente y dejaban de oír la voz. Según parece, los únicos que se dieron cuenta de que eran pacientes falsos fueron los otros pacientes. Se creó un enorme revuelo. En algún hospital negaron que a ellos les pudiera ocurrir algo similar. El autor del experimento les planteó a estos últimos que en los tres meses siguientes les llegarían varios pacientes falsos. En esos tres meses, de 193 pacientes, 41 fueron identificados como pacientes falsos. En realidad, no se había enviado ninguno.

---

146. *Cf.* Sandifer, M. *et al.* (1968), «Psychiatric diagnosis: a comparative study in North Carolina, London and Glasgow, *British Journal of Psychiatry*, 114, pp. 1-9; Cooper, J.E. *et al.* (1969), «Cross-National Study of the Mental Disorders: Some Results from the First Comparative Investigation», *American Journal of Psychiatry*, 10 (suple.), pp. 21-29.

147. Read, J. (2006), «¿Existe la esquizofrenia? Fiabilidad y validez», en J. Read, L. Mosher y R.P. Bentall (eds.), *Modelos de locura*, Barcelona, Herder, pp. 51-66, p. 54.

148. Rosenhan, D.L. (1973), «On being sane in insane places», *Science*, 179, pp. 250-58.

Otro problema fue el hecho de que dicha versión anterior incluía como trastorno mental la homosexualidad. Las presiones ejercidas por diferentes colectivos convirtieron en una necesidad social despatologizar y sacar del manual, de una vez por todas, la homosexualidad, y dejar de considerarla como una enfermedad mental. Por otra parte, la industria farmacéutica y las compañías de seguros necesitaban categorías diagnósticas fiables y criterios diagnósticos simples y superficiales. La industria farmacéutica las precisaba para poder llevar a cabo las investigaciones necesarias que las autoridades sanitarias requerían para la aprobación de fármacos; y las compañías de seguros, para abonar el gasto de los tratamientos[149].

El mesías y los apóstoles de la psiquiatría

Comandada por el psiquiatra Robert Spitzer, comenzó a realizarse en los setenta, la revisión del DSM-II, dando lugar a lo que a la postre se convertiría en uno de los principales hitos que revolucionaría de nuevo la psiquiatría, como ya hiciera en su día la introducción de los psicofármacos. Se seleccionaron unos pocos psiquiatras para la creación del grupo principal del que dependerían otra serie de grupos que involucraban a cientos de participantes en una superestructura jerarquizada. Este despliegue creó la idea de que el DSM-III era el resultado de una enorme investigación científica colectiva y entre sus proclamas estaba la de haber resuelto el problema de la fiabilidad.

---

149. Hacking, I. (2013), «Lost in the forest», *London Review of Books*, 35 (15), pp. 7-8.

Este grupo principal no era nada representativo de las diferentes facciones de la psiquiatría, «eran una minoría entre la minoría»[150]. En concreto, eran psiquiatras que habían dedicado sus carreras a problemas que los clínicos de verdad consideraban secundarios. Eran más bien investigadores muy alejados de la realidad del día a día con los pacientes. Alguien afín les llamó los *neo-kraepelinianos* porque, como Kraepelin, seguían esa ideología de las enfermedades mentales que hemos descrito al principio de este capítulo a la hora de construir la clasificación de las enfermedades mentales[151]. Este grupo, muy prolífico en la investigación y en la publicación de trabajos, iban a los mismos congresos, escribían en las mismas revistas, compartían información entre ellos, se invitaban los unos a los otros a dar conferencias y se citaban los unos a los otros. Todo esto hizo que desarrollaran «una de las redes intelectuales más importantes en la psiquiatría contemporánea»[152]. Constituían lo que se ha dado en llamar en sociología de la ciencia un «colegio invisible»[153]. Es decir, un grupo de personas que, sin formar oficialmente ningún grupo, dan muestras de unos intereses comunes y de una gran filiación. El papel que desempeñan estos grupos en

---

150. Kirk, S.A. y Kutchins, H. (1992), *op. cit.,* p. 49. El propio Spitzer reconoce en la entrevista con James Davies que su equipo no era representativo de la comunidad psiquiátrica: Davies, J. (2013), *Cracked: Why psychiatry is doing more harm than good*, Londres, Icon, p. 34.

151. *Cf.* Klerman, G.L. (1978), «The evolution of a scientific nosology», en J.C. Shershow (ed.), *Schizophrenia: Science and practice,* Cambridge, Harvard University Press.

152. Kirk, S.A. y Kutchins, H. (1992), *op. cit.*, p. 49.

153. *Cf.* Blashfield, R.K. (1982), «Feighner *et al.*, invisible colleges, and the Matthew effect», *Schizophrenia Bulletin*, 8 (1), pp. 1-6.

los cambios que se producen en el discurso de la ciencia ha sido ampliamente documentado.

El proceso de creación del manual fue el siguiente. Spitzer se reunía con los diferentes grupos de expertos en cada trastorno en una sala y los forzaba a llegar a un acuerdo sobre los criterios de cada entidad. No salían de allí hasta alcanzar el consenso. «El proceso no era bonito de ver; parecía más bien una interpretación virtuosa que un debate científico»[154]. Por las mañanas el ambiente era ruidoso e indisciplinado, los expertos discutían acaloradamente entre ellos. Había más gritos que ciencia. Spitzer, en un rincón, tomaba nota de todo lo que se decía. Para calmar el ambiente, llegaba el almuerzo, algo de embutido, ensalada, pepinillos y refrescos de vainilla. Al final de la mañana, Spitzer ya tenía un borrador de los criterios diagnósticos. Por la tarde, se discutía de manera más pausada el trabajo de Spitzer. Si había alguna discrepancia, se imponía «el más ruidoso[155], el más seguro de sí mismo, el más testarudo, el más veterano, o el último que hablaba con [Spitzer]»[156].

De ahí salió un manual hecho por investigadores para investigadores. Sin embargo, los clínicos, que no habían pedido en ningún momento una revisión, se vieron forzados a utilizarlo en su práctica cotidiana. El manual se anunció como ateórico, lo cual no era del todo cierto ya que los criterios operacionales que dejaban de lado cualquier explicación psicológica y social, encajaban a la perfección con el modelo

---

154. Frances, A. (2014), *¿Somos todos enfermos mentales?*, Madrid, Ariel, p. 87.
155. Spiegel, A. (2005), «The Dictionary of Disorder: how one man revolutionized psychiatry», *The New Yorker*, 3 de enero.
156. Frances, A. (2014), *op. cit.*, p. 88.

biomédico y lo promocionaban. Uno de los baluartes de esta corriente de los *neo-kraepelinianos* declaraba sin tapujos que «no puede existir algo parecido a una psiquiatría demasiado biológica»[157]. De hecho, Spitzer había planteado una definición de los trastornos mentales muy arriesgada: «los trastornos mentales son un subconjunto de los trastornos médicos»[158]. Con una definición de ese estilo la psiquiatría conseguía acercarse al resto de la medicina. El presidente de la APA (Asociación Psiquiátrica Americana) de aquel entonces estaba encantado con esta nueva orientación y se expresaba en los siguientes términos: «Siempre hemos considerado los trastornos mentales como un subconjunto de los trastornos médicos. La única diferencia es que en el DSM-III esto será sostenido de manera explícita». El presidente de la Asociación Psicológica Americana no tardó en contestarle rebatiéndole con pruebas que los trastornos mentales fueran trastornos médicos. Sin embargo, le respondieron diciéndole que no convencería a los psiquiatras «y que sería inapropiado intentarlo». A pesar de esta actitud amenazante, Spitzer y compañía se vieron obligados a desechar dicha definición del manual[159]. Aún hoy, no disponemos de una definición adecuada de trastorno mental[160].

---

157. Guze, S. (1989), «Biological psychiatry: Is there any other kind?», *Psychological Medicine,* 19, pp. 315-23, p. 322.
158. *Cf.* Spitzer, R. y Endicott, J. (1978), «Medical and mental disorder: proposed definition and criteria», en R. Spitzer y D. Klein (eds.), *Critical issues in psychiatric diagnosis*, Nueva York, Raven Press, pp. 15-39.
159. Toda esta polémica puede seguirse en: Kirk, S.A. y Kutchins, H. (1992), *op. cit.*, pp. 113-16.
160. Kutchins, H. y Kirk, S.A. (1997), *Making us crazy. DSM: the psychiatric bible and the creation of mental disorders*, Nueva York, The Free Press, p. 37.

El rey está desnudo

La fiabilidad fue la excusa para revisar el manual y los creadores quedaron satisfechos con el resultado. Según ellos se había logrado «una fiabilidad mucho mayor de la que se obtuvo previamente con el DSM-II»[161]. Al propio Gerald Klerman, una de las figuras más importantes de la psiquiatría en aquel momento, no le temblaba la mano al escribir que, «en principio, el problema de la fiabilidad ha sido resuelto»[162].

Si analizamos bien el problema de la fiabilidad, como magníficamente han hecho Kirk y Kutchins, comprobamos varias cuestiones que ponen en entredicho el valor mismo que se le ha dado a este manual. En primer lugar, el rango de acuerdo entre profesionales que Spitzer exigió para el DSM-III era más indulgente que aquél que él mismo había propuesto para desacreditar las versiones anteriores. Lo grotesco de la situación es que, aun aceptando dicho criterio, la mayoría de los estudios de fiabilidad daban por debajo de dicho nivel, y en el caso de los ensayos de campo para niños y adolescentes, los resultados eran aún peores. En segundo lugar, la revisión de los datos de los estudios de campo se hizo de una manera muy curiosa. En los informes de los estudios de campo, las estadísticas de fiabilidad se basaban en las «clases» del trastorno, no en el diagnóstico específico.

---

161. American Psychiatric Association (1980), *Diagnostic and statistical manual of mental disorders,* 3ª ed., Washington D.C., APA, p. 5.

162. Klerman, G.L. (1986), «Historical perspectives on contemporary schools of psychopathology», en T. Millon y G.L. Klerman (eds.), *Contemporary directions in psychopathology: toward the DSM-IV,* Nueva York, Guilford Press, p. 25.

Por ejemplo, si uno diagnosticaba a una serie de pacientes de «agorafobia con ataque de pánico» y otro diagnosticaba «trastorno obsesivo compulsivo», sus diagnósticos tendrían un acuerdo perfecto debido a que ambos diagnósticos pertenecen a la clase «trastornos de ansiedad». En tercer lugar, en el caso de los «trastornos de la personalidad», ni aun haciendo dicha concesión se obtenía el acuerdo necesario. Por último, tras la publicación del manual, en los estudios de fiabilidad que se llevaron a cabo, los resultados eran incluso peores que los anteriores[163]. En realidad, parece que el acuerdo sólo se daba entre los profesionales más cercanos. Hay que tener en cuenta que en ningún lugar se advertía a los participantes en las encuestas —porque, en efecto, lo que llamaban «ensayos de campo» eran simples encuestas que rellenaban los profesionales— que no podían hablar entre ellos. El manual tiene 500 páginas, de las cuales sólo seis están dedicadas a estos ensayos y constituyen el único documento al respecto. Además, muestra que muchos diagnósticos no son fiables, por lo que la investigación ni es tan extensa, ni tan sistemática como nos han hecho creer, ni confirma siquiera la solidez de las categorías que se recogen. Los datos son defectuosos, incompletos, inconsistentes y su interpretación es engañosa[164], lo cual contrasta con el gran descaro a la hora de realizar afirmaciones atrevidas en las revistas más prestigiosas, apoyándose en datos erróneos.

No es la falta de espacio en el manual lo que impide la publicación de más datos. Como recuerdan Kirk y Kutchins, las nueve páginas siguientes son una larga lista de

---

163. Kirk, S.A. y Kutchins, H. (1992), *op. cit.*, pp. 143-50.
164. *Ibíd.*, p. 14.

nombres, grados académicos y afiliaciones organizacionales de los participantes en los ensayos de campo. Esto es algo sin precedentes, entre otras cosas, porque se suele requerir que la identidad de los encuestados esté enmascarada. La hipótesis de estos autores es que esta lista es una manera de legitimar el manual mediante la autoridad que constituye la mayoría, el estatus y la reputación, que son consideraciones dominantes[165].

Por lo que todo esto nos lleva a pensar que, en realidad, dichos ensayos no proporcionan ninguna evidencia científica al manual[166]. Su creador reconocía, años después, que la investigación para la mayoría de los trastornos había sido muy limitada[167]. No se entiende entonces que Klerman dijera que el problema de la fiabilidad estaba «resuelto», ni que afirmara que con el DSM-III se había conseguido un «gran logro científico» y que cuestionar eso sería un «anacronismo», ni que proclamara a bombo y platillo que el DSM-III era una «victoria declarada»[168]. Para colmo, en la revisión del manual que se hizo siete años después y que se llamó el DSM-III-R, ni siquiera se realizaron estudios de fiabilidad. El propio Spitzer, en una entrevista, afirmó lo siguiente: «Decir que hemos resuelto el problema de la fiabilidad, no es cierto»[169]. Y Allen Frances, creador del DSM-IV, reconocía también que el DSM-III carecía de

---
165. Kutchins, H. y Kirk, S.A. (1997), *op. cit.*, p. 18.
166. Rutter, M. y Shaffer, D. (1980), «DSM-III. A step forward or back in terms of the classification of child psychiatric disorders?», *Journal of the American Academy of Child Psychiatry*, 19 (3), pp. 371-94, p. 386.
167. Davies, J. (2013), *op. cit.*, p. 28.
168. Klerman, G.L. (1984), «The advantages of DSM-III», *American Journal of Psychiatry*, 141, pp. 539-42, pp. 541-42.
169. Spiegel, A. (2005), *op. cit.*

evidencia científica y que, a pesar de eso, en el DSM-IV se incorporaron las mismas categorías para estabilizar el sistema[170]. Por lo que no podemos decir que los DSM estén sustentados en la evidencia científica. Claro, todo esto queda reflejado en algunas de las perlas que contiene el manual. Por ejemplo, nos encontramos en él con categorías que no se sabe muy bien en qué consisten. Así, uno puede tener un trastorno, a pesar de que no se sepa muy bien en qué consiste dicho trastorno. Es el caso del «trastorno esquizoafectivo», del que se dice que «se ha usado de muy diferentes maneras desde que se introdujo, y en el momento actual no hay un consenso sobre cómo debería definirse esta categoría»[171]. O, también, como pasa con el «trastorno mixto de la personalidad», uno puede llegar a tener un trastorno de la personalidad a pesar de que no cumpla los criterios para ningún trastorno de la personalidad definido[172].

Es curioso que el DSM se haya impuesto en la práctica clínica cuando carece, como vemos, del más mínimo respaldo científico. Y es más curioso aún que lo haya hecho enarbolando la bandera de la ciencia. Es evidente que el término «ciencia» no es más que un recurso retórico en este caso. Más allá de la polémica de si debe ser o no la ciencia la única manera de manejarnos con el mundo, el DSM representa a las claras un planteamiento que semeja ser científico cuando, en realidad, carece de todo fundamento. Es más bien una «pseudociencia», pues basa sus afirmaciones

---

170. Davies, J. (2013), *op. cit.*, p. 41.
171. American Psychiatric Association (1980), *op. cit.*, p. 202.
172. *Ibíd.*, p. 330.

en un método poco riguroso[173]. No sólo eso, sino que también es una exageración de las posibilidades de la ciencia, y esto se denomina «cientificismo». Es decir, creer a pies juntillas, que se pueden extender los métodos de la ciencia a cualquier ámbito de la vida humana. Como cuando queriendo estudiar el enamoramiento, reducimos éste a una transacción química.

Cuando la realidad supera la ficción

Veamos, a continuación, diferentes opiniones de algunos de los participantes en las reuniones que dieron lugar a distintas versiones del manual y que nos darán una idea del significado y valor que le podemos atribuir al DSM. Comencemos por una serie de comentarios que realizó el propio Spitzer. En una entrevista se le preguntó cómo se había decidido que la depresión tuviera, como mínimo, cinco criterios. Spitzer contestó que se trataba de un consenso. Entonces, el entrevistador quiso saber por qué no podían ser cuatro o seis, y Spitzer contestó algo muy curioso: «porque cuatro parecían ser insuficientes y seis parecían ser excesivos». Se le siguió preguntando si no existían estudios para delimitar el número de criterios y Spitzer dijo que no había una línea divisoria clara, pero que simplemente era «el número perfecto de síntomas necesarios para realizar el diagnóstico»[174]. Otro ejemplo es aquel en el que Spitzer se reunió durante 45 minutos con dos autores que habían escrito

---

173. *Cf.* Peteiro, J. (2010), *El autoritarismo científico*, Málaga, Miguel Gómez.
174. Carlat, D. (2010), *Unhinged: the trouble with psychiatry - a doctor's revelations about a profession in crisis*, Londres, Free Press, pp. 53-4.

un artículo en el que hablaban de «psicosis histérica»[175] para referirse a sujetos con episodios cortos y extremos de delirios y alucinaciones tras un episodio traumático, y sujetos con una necesidad intensa de acudir a Urgencias aunque no tuvieran ningún tipo de problema. Tras dicha reunión, salió de allí con los criterios redactados para dos nuevos trastornos, la «psicosis reactiva breve» y el «trastorno facticio». Ambos trastornos se incluyeron en el DSM-III[176].

La psicóloga Renee Garfinkel, que participó en los comités de asesoramiento del DSM, describía lo que vivió allí: «El bajo nivel de esfuerzo intelectual era impactante. Los diagnósticos se creaban según el voto de la mayoría de la misma manera que se elige un restaurante. Te apetece un italiano, a mí me apetece un chino, entonces vamos a una cafetería. Después se escribía en el ordenador»[177]. Más que ciencia, aquello parecía como si un grupo de amigos estuvieran tratando de decidir dónde ir a comer[178]. Lynne Rosewater informaba también de que, durante dichas reuniones, mientras se discutía sobre el polémico «trastorno masoquista de la personalidad», surgió una esperpéntica escena entre Spitzer y su mujer, trabajadora social que participaba en las reuniones, que bien podía ser representativa del nivel científico en el que se sustentaba el manual. «Estaban discutiendo sobre un criterio y la mujer de Bob Spitzer le

---

175. Luisada, P.V. *et al.* (1974), «The hysterical personality in men», *American Journal of Psychiatry*, 131 (5), pp. 518-22.
176. Spiegel, A. (2005), *op. cit.*
177. Citado en Leo, J. (2005), «Behavior: battling over masochism», *Time*, 21 de junio.
178. Davies, J. (2013), *op. cit.*, pp. 30-1.

dijo "yo a veces hago eso", y él le dijo, "vale, quítalo"»[179]. Es decir, parece que la creación de nuevos diagnósticos, así como la alteración de los criterios de los existentes dependía un poco de «los caprichos de los expertos que estaban por casualidad en la sala»[180]. Diferentes autores mostraron su rechazo hacia este trastorno porque las mujeres víctimas de violencia presentaban rasgos similares, lo cual convertía este diagnóstico en algo peligroso debido a que en un juicio se podría alegar que simplemente obtuvieron lo que querían. Entonces se revisaron las investigaciones que sustentaban el diagnóstico. Se encontraron sólo dos estudios que, además, estaban llenos de errores metodológicos. En una de esas investigaciones, que era la de Spitzer, se hablaba de que un grupo de psiquiatras realizaban dicho diagnóstico. Se comprobó que dichos psiquiatras trabajaban en el hospital de Spitzer. Pero el segundo estudio era, en cuanto al método, aún más inverosímil. Se envió un cuestionario a miles de miembros de la APA, preguntándoles por su opinión acerca de si este trastorno debiera incluirse en el DSM[181]. Si pensaban que sí, entonces se les preguntaba por las características que tenía. Si contestaban que no, entonces se les pedía que devolvieran el cuestionario. Es decir, los criterios de este trastorno se hicieron a partir de psiquiatras que creían en él, encima sólo un 11% votó que sí[182]. Se puede hacer creer

---

179. Faludi, S. (1991), *Backlash: the undeclared war against women*, Nueva York, Crown, p. 361; anécdota citada también en: Caplan, P.J. (1995), *They say you're crazy. How the world's most powerful psychiatrists decide who's normal*, Reading, Perseus Books, p. 91.
180. Frances, A. (2014), *op. cit.*, pp. 92-3.
181. American Psychiatric Association (1987), *op. cit.*, p. xxii.
182. Davies, J. (2013), *op. cit.*, pp. 26-7.

que hay una masiva investigación científica detrás de este trastorno, pero sus cimientos son insostenibles. En palabras de Louise Armstrong, este método es «el primer intento en los anales de la ciencia de validar un diagnóstico, de establecer la existencia de un trastorno por el método de Peter Pan: aplauda si usted cree en las hadas»[183]. Parece, en efecto, que la mano alzada y el consenso entre-jueces son toda la «garantía científica» del DSM[184].

La psiquiatría siempre tuvo interés en transformar las conductas que no entendía en enfermedades. Uno de los ejemplos más flagrantes quizá sea el del médico Samuel Cartwright quien, en 1851, realizó un trabajo sobre las características físicas y las enfermedades de la raza negra entre las que describió la *drapetomanía* como la enfermedad que lleva a los negros a escaparse. El síntoma principal de esta nueva enfermedad era «huir de sus labores»[185], y los síntomas secundarios eran el mal humor, la insatisfacción que aparecía justo antes de las peleas de esclavos, la desconfianza, la disminución del trabajo, el ansia de libertad. En realidad, daba una definición muy precisa de la enfermedad y podía haber sido incluida en el DSM. Lamentablemente, en 1850 no existía aún el manual. Fue sólo con el tiempo que alguien empezó a plantearse que la supuesta enfermedad patologizaba una respuesta normal a condiciones atroces[186].

---

183. Armstrong, L. (1993), *And they call it help: the psychiatric policing of America's children*, Reading, Addison-Wesley, p. 153

184. Troadec, J.-C. (2017), «Le DSM se meurt, longuera vie su RDoC!», en http://bit.ly/2GBZMdp [consultado por última vez el 6 de mayo de 2017].

185. Cartwright, S.A. (1851), «Diseases and peculiarities of the Negro race», *The New Orleans Medical and Surgical Journal*, 1ª parte, mayo, pp. 691-715, p. 707.

186. *Cf.* Greenberg, G. (2013), *The book of woe. The DSM and the unmaking*

Esto, que puede parecer un anacronismo, ocurrió también con la homosexualidad hace no tanto tiempo, cuando ésta era considerada una enfermedad; o con el trastorno premenstrual con el que se pretendía hacer creer que las mujeres del mundo enloquecían una vez al mes[187].

La normalidad como diferentes enfermedades

Si nos fijamos ahora en el contenido de las categorías que componen el manual, podemos entender por qué los expertos coinciden en señalar que el DSM se orienta, cada vez más, hacia la consideración de los hábitos de la vida moderna como enfermedades. Esto se hace posible porque no existe una clara distinción entre la normalidad y la enfermedad si uno se orienta por criterios cuantitativos. Es fácil ver que, si en vez de requerir cinco criterios para diagnosticar una enfermedad el manual exigiera cuatro, habría más personas con dicho diagnóstico. De hecho, según el creador del DSM-IV, la ligereza de los criterios de las categorías de esta versión causó varias epidemias: la del TdAH, la del autismo y la del trastorno bipolar, así como transformó la timidez normal en un trastorno demasiado frecuente: la fobia social. Conductas que antes se consideraban normales pasaron a ser un trastorno, se produjo una patologización de la experiencia humana cotidiana, lo cual abrió la veda para que la industria farmacéutica fuera introduciendo la creencia de que lo que antes era normal, ahora necesitaba ser tratado. De hecho, las cifras son escandalosas, la mitad de los americanos

---

of psychiatry, Nueva York, Blue Rider.
187. *Cf.* Caplan, P.J. (1995), *op. cit.*

experimentan un desorden psiquiátrico al menos una vez en la vida[188]; y un estudio del National Institutes of Health (NIH) revela que a los 21 años, más del 80% de los jóvenes estadounidenses cumplen los requisitos de un trastorno mental. Lo que les lleva a afirmar a los autores del estudio que «la enfermedad psiquiátrica es casi una experiencia universal»[189]. Con la última versión del manual, el DSM-5, esta tendencia parece ser más acuciante debido, entre otras cosas, a que los retrasos en su publicación llevaron a suprimir los controles de calidad. La fiabilidad de los diagnósticos en los ensayos de campo es bastante inferior a la obtenida con las versiones anteriores[190]. De esta manera, se ha conseguido transformar la ansiedad, la excentricidad, los olvidos y los malos hábitos a la hora de comer en trastornos mentales. A lo que debemos añadir, la introducción de una categoría aplicable al 100% de los niños, el «trastorno de desregulación disruptiva del estado de ánimo»[191], que no es otra cosa que la transformación de los berrinches y las pataletas en un trastorno mental[192].

---

188. *Cf.* Kessler, R.C. *et al.* (2005), «Lifetime Prevalence and Age-of-Onset Distributions of DSM-IV Disorders in the National Comorbidity Survey Replication», *Archives of General Psychiatry*, 62 (6), pp. 593-602.

189. Copeland, W. *et al.* (2011), «Cumulative Prevalence of Psychiatric Disorders by Young Adulthood: A Prospective Cohort Analysis from the Great Smoky Mountains Study», *Journal of de American Academy of Child and Adolescent Psychiatry*, 50 (3), pp. 252-61, p. 252.

190. Jones, D.K. (2012), «A critique of the DSM-5 field trials», *Journal of Nervous and Mental Disease*, 200 (6), pp. 517-19; Frances, A. (2009), «Issues for DSM-V: the limitations of field trials: a lesson from DSM-IV», *American Journal of Psychiatry*, 166 (12), p. 1322.

191. American Psychiatric Association (2014), *Manual diagnóstico y estadístico de los trastornos mentales*, 5ª ed., Madrid, Editorial Médica Panamericana, p. 156.

192. Este diagnóstico se basa en el trabajo de un único equipo: Leibenluft, F.

Así, el DSM se ha convertido en una especie de guía de vida que nos dice lo que deberíamos hacer para considerarnos normales[193]. Por lo general, con tan sólo dedicar unos pocos minutos a interesarnos por la vida de las personas, enseguida encontramos un acontecimiento que determina, por ejemplo, el estado de tristeza en el que uno se encuentra. Eso en ningún caso puede ser considerado una enfermedad, porque si no, podríamos llegar a considerar todo aspecto de la vida humana como una patología salvo, claro está, la práctica misma de la psiquiatría[194].

En psiquiatría no hay pruebas de laboratorio mediante las que decidir si alguien padece o no un trastorno. Todos los estudios sobre marcadores biológicos han resultado ser una pérdida de recursos y de tiempo. Asimismo, tampoco se puede asegurar que los trastornos mentales sean entidades independientes[195]. Esto hace que los diagnósticos dependan de juicios subjetivos fácilmente influenciables por diversos grupos de presión[196]. Lógicamente, si la industria

---

et al. (2006), «Chronic versus episodic irritability in youth: A community-based, longitudinal study of clinical and diagnostic associations», *Journal of Child and Adolescent Psychopharmacology*, 16 (4), pp. 456-66.

193. Kutchins, H. y Kirk, S.A. (1997), *op. cit.*, p. 11.

194. *Cf.* Horwitz, A.V. y Wakefield, J.C., *The loss of sadness*, Nueva York, Oxford University Press.

195. *Cf.* Phillips, J. *et al.* (2012), «The Six Most Essential Questions in Psychiatric Diagnosis», *Philosophy, Ethics and Humanities in Medicine*, 7 (3); Charney, D.S. *et al.* (2005), «Neuroscience research agenda to guide development of a pathophysiologically based classification system», en D.J. Kupfer *et al.* (eds.), *A Research Agenda for DSM-V*, Washington D.C., APA, pp. 31-84. Hyman, S. (2010), «The diagnosis of mental disorders: the problem of reification», *Annual Review of Clinical Psychology*, 6, pp. 155-79.

196. Hemos visto lo que ocurrió con la homosexualidad. Los veteranos de la guerra de Vietnam, por su parte, queriendo ver reconocido su sufrimiento, contribuyeron a la introducción del diagnóstico de «trastorno por estrés

farmacéutica quiere vender sus productos, le interesará poder llegar a más gente y que, por tanto, dichos criterios sean más ligeros, menos rígidos y abarquen al mayor sector de población posible. El propio Allen Frances sugiere que el Prozac fue un éxito de ventas debido, en gran parte, a los superficiales criterios diagnósticos de la depresión presentes en el DSM-III-R, que se publicó el mismo año en el que el Prozac salió al mercado[197]. Las categorías son al final acuerdos, y éstos cambian con el tiempo. Por eso, como se aclara en el DSM-IV, no hay que considerar dichas entidades como «reales»[198] y no hay que seguir el manual «a rajatabla como un libro de cocina»[199]. Sin embargo, lo más habitual sigue siendo que si uno ve a un residente de psiquiatría con bata por el hospital, seguramente tenga en un bolsillo el breviario del DSM (ya ni siquiera se lee el manual entero) y, en el otro bolsillo de la bata, tenga un *vademécum*. Es una lástima, pero tal y como está orientada la psiquiatría en la actualidad, con esos dos libros, se puede ejercer la profesión.

La inadaptación como enfermedad

Otra de las características de las categorías diagnósticas es que implican cierta consideración social, cierto juicio social. Como hemos comentado, fue con el inicio de la Época

---

postraumático» en el manual.
197. Frances, A. (2014), *op. cit.*, p. 93.
198. *Ibíd.*, p. 97.
199. American Psychiatric Association (1994), *Diagnostic and statistical manual of mental disorders,* 4ª ed., Washington D.C., APA, p. xxiii.

Moderna que se empezó a poner en tensión la locura con la razón y, de ahí, con el orden establecido, lo cual le acarreó el encierro a partir del siglo XVII. Se convirtió en un problema social y, con posterioridad, se medicalizó, se transformó en una enfermedad. Esta idea la refleja específicamente Pierre Janet, destacada figura de la psicopatología del siglo XIX. Para este autor, la locura era un concepto «debido a la policía», de tal modo que definía al loco como «un hombre que no sabría vivir en las calles de París»[200]. Resulta muy común ver en casi todas las descripciones de la locura menciones a las conductas disruptivas y asociales, lo cual entraña siempre un juicio de valor y una condena social.

Por ejemplo, en la actualidad, tenemos que esta desadaptación queda plasmada como rasgo indeleble de los «trastornos de la personalidad». Son, efectivamente, trastornos desadaptativos, trastornos que generan esa tensión con lo social. Estas entidades quedan definidas como un «patrón permanente de experiencia interna y de comportamiento *que se aparta acusadamente de las expectativas de la cultura del sujeto*»[201]. La cultura tiene unas expectativas para el sujeto y el sujeto se debe ajustar a ellas. El apartarse le lleva al sujeto a presentar un «trastorno de la personalidad»: «cuando los rasgos de personalidad son inflexibles y desadaptativos [...] constituyen un trastorno de la personalidad»[202]. Se ve cómo hay cierta intención

---

200. Citado en Canguilhem, G. (1997), «El cerebro y el pensamiento», *Revista Colombiana de Psicología*, 5-6, pp. 18-29, p. 21.
201. American Psychiatric Association (2014), *op. cit.*, p. 645. (Las cursivas son nuestras.)
202. *Ibíd.*, p. 647.

moralista y normativizante que acerca a la patología la particularidad más radical de cada cual. Por ejemplo, un niño más movido que otro puede empezar a tener problemas cuando perturba el orden social instaurado en su clase. Y, dependiendo de la tolerancia de cada maestro, es decir, de un criterio estrictamente subjetivo, esta diferencia del niño entraña el riesgo de hacer saltar las voces de alarma de un posible TdAH. Las enfermedades mentales son en gran parte una cuestión ética y psicosocial[203], juicios de valor donde se necesita que alguien decida qué es un síntoma y qué no lo es[204].

Conclusiones

En el manifiesto biologicista que Klerman escribió para los *neo-kraepelinianos* planteaba cuestiones como la clara separación entre la normalidad y la enfermedad, la existencia de múltiples enfermedades mentales y que los psiquiatras deberían centrarse en los aspectos biológicos[205]. Las terapias de conversación quedarían relegadas por las neurociencias y la genética molecular. La relación médico paciente se reduciría a manipular neurotransmisores, no a entender pensamientos y sentimientos[206]. En este sentido, una de las cabezas visibles del grupo, Nancy Andreasen, afirmaba que el tiempo de las consultas se reduciría a

---

203. Szasz, T.S. (1962), *The myth of mental illness: foundations of a theory of personal conduct*, Warburg, Secker & Warburg, p. 34.
204. *Cf.* Szasz, T.S. (1963), *Law, Liberty, and Psychiatry: An Inquiry into the Social Uses of Mental Health Practices*, Nueva York, Collier Books.
205. *Cf.* Klerman, G.L. (1978), *op. cit.*
206. Bentall, R.P. (2011), *Medicalizar la mente*, Barcelona, Herder, p. 166.

constatar síntomas y adaptar la medicación[207]. Como se ha visto, ninguna de estas proclamas puede sostenerse científicamente. Hasta ahora, las terapias de conversación han ido solucionando los problemas del día a día de las personas, mientras que una orientación biologicista de este tipo no está claro en qué puede llegar a beneficiar a los pacientes. En este sentido, recordamos cuando uno de nosotros, en su primer día como residente, tuvo que asistir a una esperpéntica escena que era la puesta en práctica de este modelo con todos sus presupuestos. Una paciente había venido a su consulta mensual al Centro de Salud Mental. Se presentaba abatida, triste y afligida. Llevaba tiempo mal, el médico de cabecera la había derivado por depresión. La psicóloga que la atendía le pidió que dejara de llorar, que llevaba ya mucho tiempo en tratamiento como para seguir llorando. La paciente, entre sollozos y balbuceos, consiguió comunicarnos que su padre había fallecido la semana anterior. La psicóloga, sin que le temblara la voz, le dijo que aquí no venía a contar su vida, que ella tenía una enfermedad, que esa enfermedad tenía que ver con la química cerebral y que de lo que tenía que hablar era de si había hecho lo que ella le había pedido que hiciera en la última consulta.

El interés por la simplificación de los criterios diagnósticos y el predominio del modelo biomédico derivó en una gran reducción a la hora de entender la problemática de cada paciente. Lamentamos constatar que el modo de proceder de esta psicóloga es más frecuente de lo que pensamos. El

---

207. *Cf.* Andreasen, N.C. (1984), *The broken brain: the biological revolution in psychiatry*, Nueva York, Harper and Row.

sufrimiento humano se reduce a tachar los elementos de una lista. La narración del propio malestar y la influencia del contexto de la vida de cada uno se pierden, carecen de importancia o quedan desacreditadas. Sin embargo, la actividad psíquica no puede reducirse a la repetición del funcionamiento neuronal[208]. Las explicaciones anatómicas, fisiopatológicas, genéticas y moleculares dicen muy poco sobre los problemas reales de la gente. Es así que la enfermedad se ve como algo que le sobreviene al enfermo, cuando, en realidad, es inseparable de su existencia.

En definitiva, un acuerdo nunca es una prueba irrefutable sobre la existencia de un objeto cualquiera. El hecho de que un malestar se pueda nombrar, no significa, necesariamente, que tenga que existir. Los trastornos mentales no son algo que existan en la naturaleza, son abstracciones que alguien, en algún momento, decidió llamar de una manera determinada.

---

208. *Cf.* Laurent, E. (2008), «Usos de las neurociencias para el psicoanálisis», en https://bit.ly/2HI5Vb0 [consultado por última vez el 1 de junio de 2017].

V. El Otro diagnóstico

La vida se ha convertido en un efecto secundario.
Walter Michigan

I wasn't born to follow.
Mike Ness

De las condiciones que enmarcan el malestar

En el capítulo anterior hemos asistido al histórico viaje de los diagnósticos y a su naufragio. Han quedado patentes las debilidades de los sistemas actuales de clasificación y los pies de barro con los que camina la psiquiatría. Llegados a este punto, quizás no deberíamos avanzar más sobre las psiquiatrías dado lo inane y vacío de su contenido principal. Es posible que quizás, más bien tuviéramos que retirarnos a un rincón tranquilo a meditar tras esta sangría conceptual.

Sin embargo, debido a la delgadez e inconsistencia de la vela mayor de los diagnósticos, necesitamos una forma más digna y honesta que guíe nuestro navío mientras atravesamos los recovecos del malestar y de la angustia. Evidentemente, no seguimos obstinados en ello flotando a la deriva, sino que somos de la opinión de que muchos clínicos se orientan con otro procedimiento que vamos a denominar el «Otro diagnóstico». Este aparato semiológico es un proceder que muchos profesionales utilizan sin ser muy conscientes de ello. Por tanto, se trata de un planteamiento que no es ninguna innovación, sino que más bien es un intento de definición y sistematización de lo que creemos que se produce a diario en las consultas en las que se atiende al malestar subjetivo.

El Otro diagnóstico centra su atención en todas esas cuestiones que enmarcan el problema estrictamente psiquiátrico del paciente y que permiten dirigir la demanda, asistir al trato con la persona que sufre y orientar propuestas terapéuticas. Es en torno a dichas cuestiones donde conseguimos ubicar el acento en el sujeto, sus recursos y sus avatares más allá de los síntomas ya conocidos. Es la depresión por un problema en el trabajo, la ansiedad ante un conflicto con la pareja, el malestar del trauma de una enfermedad, la obsesión por un hijo que no hace lo que se espera de él en clase e incluso la angustia que surge ante el hecho de sentirse perseguido, amenazado y vigilado por el vecino del rellano. En general, es cualquier coyuntura que se haya tornado en inabarcable, produciendo un índice de angustia que nos anuncia que las cosas por ese camino no marchan de la mejor manera. Erramos si creemos que los hechos que generan estas reacciones tienen que ser de cierto calado. No nos confundamos, a veces basta con un pequeño gesto, una mirada o un susurro para desencadenar una terrible angustia persecutoria o una erotomanía[209]; otras veces, es suficiente con un simple comentario de alguien cercano para generar un profundo estado depresivo, porque ha hecho que resignifiquemos toda nuestra existencia; y hay veces en las que una idea vaga o un recuerdo activan todo el mecanismo fisiológico de los síntomas de la ansiedad. Si uno busca el hecho en la vida y en la historia del sujeto, al final lo acaba encontrando. En este sentido, el aspecto subjetivo es inseparable del padecer psíquico.

Por lo tanto, en el Otro diagnóstico se trataría de saber armonizar todas estas cuitas personales y coyunturas para conocer realmente la raigambre y la trascendencia del malestar, así como las posibles salidas terapéuticas. En nuestra utilitaria relación con el campo de la psiquiatría de los DSM antes señalados, esta visión del malestar entronca

---

209. Véanse a este respecto las descripciones clásicas de los alienistas: Lasègue, Ch. (1994 [1852]), «El delirio de persecuciones», en J.Mª Álvarez y F. Colina, (Dirs.), *El delirio en la clínica francesa*, Madrid, Dorsa, pp. 49-71; Magnan, V. y Sérieux, P. (1994 [1910]), «Delirio crónico de evolución sistemática», en J.Mª Álvarez y F. Colina, (Dirs.), *El delirio en la clínica francesa, op. cit.*, pp. 123-62; Sérieux, P. y Capgras, J. (2007 [1909]), *Las locuras razonantes. El delirio de interpretación*, Madrid, Ergon, La Biblioteca de los Alienistas del Pisuerga; Ballet, G. (1994 [1911]), «La psicosis alucinatoria crónica», en J.Mª Álvarez y F. Colina, (Dirs.), *El delirio en la clínica francesa, op. cit.*, pp. 249-62; Clérambault, G.G. (1994 [1921]), «Los delirios pasionales: erotomanía, reivindicación, celos», en J.Mª Álvarez y F. Colina, (Dirs.), *El delirio en la clínica francesa, op. cit.*, pp. 267-79; Legrand du Saulle, H. (1997), «El delirio de persecuciones», en J.Mª Álvarez y F. Colina, (Dirs.), *Clásicos de la paranoia*, Madrid, Dor, pp. 235-60; Génil-Perrin, G. (1997 [1926]), «Los paranoicos», en J.Mª Álvarez y F. Colina, (Dirs.), *Clásicos de la paranoia, op. cit.*, pp. 309-58; Kraepelin, E. (1997 [1913]), «La locura (paranoia)», en J.Mª Álvarez y F. Colina, (Dirs.), *Clásicos de la paranoia, op. cit.*, pp. 121-97 [traducción de la octava edición].

a la perfección con lo que se conoce como «trastorno adaptativo»[210]. Un diagnóstico amplio, profuso, compuesto de síntomas ansiosos, depresivos, insomnio y obsesión que se desencadena siempre ante un acontecimiento estresante. Lo importante no es tanto el síntoma médico, como las coordenadas vitales que lo desencadenan. Desde esta perspectiva, todos los problemas mentales podrían ubicarse bajo esta etiqueta, la única que hace justicia a las circunstancias personales en el desencadenamiento del malestar y que, por tanto, se ajusta perfectamente al trabajo subterráneo del Otro diagnóstico, que busca siempre ubicar la angustia, nuestro Ovidio particular en la ruta de las psiquiatrías, bajo las coordenadas precisas que la desatan.

De la respuesta del sujeto, a la enfermedad

Uno no acude a consulta porque mientras está sentado en su casa tranquilamente, de repente, sin mayor explicación, algo se active en su cerebro y acabe escuchando una voz. Uno acude a consulta porque ha habido en su vida una situación vital que ha tocado algo de su subjetividad dando acceso a un mar de angustia que le es preciso poder manejar y no sabe cómo. En este sentido, pudiera llegar a ser indiferente la enfermedad que en todo caso pudiera padecer, esquizofrenia, depresión, trastorno bipolar o trastorno de personalidad, porque el sujeto necesita solucionar la encrucijada vital en la que se encuentra. De hecho, cuando el sujeto puede restablecer un orden y una

---

[210]. American Psychiatric Association (2014), *Manual diagnóstico y estadístico de los trastornos mentales*, 5a ed., Madrid, Editorial Médica Panamericana, pp. 286 y ss.

estabilidad en su contexto más inmediato, los síntomas de esa supuesta enfermedad cesan considerablemente.

Parece que las psiquiatrías han caído, sobre todo en los últimos años, en la ensoñación, mecida por la industria, de llamar enfermedades a las reacciones de los sujetos ante las situaciones de la vida. Aciertan en la superficie, ya que en todos estos casos hay algo enfermizo en el terreno sintomático, pero yerran el tiro profundo al pensar que se trata de una enfermedad, como puede ser la de von Willebrand. Es la propia subjetividad inmedible la que se ve fracturada y confrontada en estas situaciones. Se podría decir que las psiquiatrías en la actualidad se encuentran todos los días con esta subjetividad conmocionada y responden habitualmente con su batería de etiquetado y envase.

Del fantasma individual

En realidad, podemos establecer dos espacios para estas coordenadas subjetivas. Lo exterior, lo circunstancial, lo político-social que el terapeuta ha de conocer y graduar; y otro más interno del que también debe dar cuenta. Para el análisis y esclarecimiento de lo interno, de esta variable subjetiva del enfermar psíquico, vamos a recurrir a un concepto psicoanalítico que es, con diferencia, el mejor mapa que podamos encontrar, el «fantasma individual». El fantasma no es otra cosa que la respuesta infantil ante el enigma de lo que quieren los demás. Es esa fórmula que establecemos a partir de los dichos de los otros de nuestra historia[211]. Este invento sostiene el deseo que, como hemos

---
211. Lacan usa el término francés *fantasme*, que equivale en castellano a

explicado, es el tratamiento natural para la angustia, hija del sinsentido y de lo precario que es nuestra relación con el lenguaje y la existencia. Este artificio, aunque construido habitualmente con los mismos mimbres para todos, que no son otra cosa que maneras de disfrutar y sufrir, es único y particular de cada persona. Es, por lo tanto, esa forma de hacer en el mundo, esa esperanza guardada, ese horizonte de sucesos al cual apostamos nuestros deseos y anhelos en la búsqueda de la satisfacción. Cualquier evento de nuestra experiencia pasará siempre por el filtro del fantasma individual. Por eso, no es lo mismo y no tiene el mismo significado si a uno le despiden del trabajo si su interés se dirige por otros derroteros, que si todo su universo gira en torno a dicho puesto o si cree ejercer o no una alta responsabilidad como sostén familiar; tampoco es lo mismo si uno hace méritos para que eso pase o si es simplemente por un cambio en la política empresarial. De igual modo, no resulta ser lo mismo separarse por infidelidad si uno lleva toda la vida esperándolo, tal y como pasó con sus padres; que si lleva luchando desde siempre para que no ocurra y no repetir así su propia historia familiar. Son situaciones muy particulares, aunque den lugar a síntomas muy similares y

---

«fantasía», para referirse a la producción de la imaginación (*Cf.* Rey-Debove, J. y Rey, A. (1993), *Le nouveau Petit Robert, Dictionnaire de la langue francaise*, 9ª Ed., París), en el sentido del concepto freudiano de «fantasía», pero añadiendo un nuevo matiz conceptual, el de la relación del sujeto con aquello que causa su deseo, con aquello que lo divide (*Cf.* Lacan, J. (2006 [1962]), «Subversión del sujeto y dialéctica del deseo en el inconsciente freudiano», en *Escritos,* 1, México, Siglo XXI). En este sentido, es también la respuesta imaginaria a la pregunta por el deseo del Otro, derivado del famoso adagio de Lacan «el deseo es el deseo del Otro». El niño se pregunta por el deseo del Otro, y por el lugar que ocupa él mismo en ese deseo, es ahí donde se aliena tratando de dar una respuesta.

tengan todos nombres comunes como depresión, insomnio, ansiedad u obsesión. El Otro diagnóstico ha de saber calibrar el peso específico que tienen los acontecimientos en función del pequeño algoritmo infantil de cada uno y de sus formas de sostenerse en el mundo. La finura del clínico para atisbar las mejores fórmulas de reestabilización del fantasma condicionarán, por tanto, el trato y las recomendaciones terapéuticas. Puede suceder que una persona habituada desde la infancia a mostrar cierta debilidad ante los demás y a ser tachada de sumisa vea con buenos ojos someterse a múltiples tratamientos farmacológicos, si bien, acorde con su historia y su relato es posible que sea precisamente lo que haya que evitar. Por el contrario, otra persona pertrechada con el fantasma de ser el hijo más querido, el más fuerte e inteligente y el que resuelve todos los problemas de la familia puede precisar, en ciertos momentos, recurrir a la medicación o a directrices muy claras por parte del terapeuta para poder sacarle de dicha posición subjetiva.

Todos quedamos definidos por dicho fantasma, cada uno el nuestro, el sitio al que siempre estamos mirando o el sentido que obligatoriamente buscamos. Esta peculiaridad única e intransferible es de vital importancia y es quizás el único diagnóstico real, tan real que es uno por uno, persona a persona. Es el *Rosebud* de *Ciudadano Kane* particular de cada uno, eso tan preciado y que tan feliz hizo a su protagonista durante la infancia, y que queda transformado ahora en el último aliento de un magnate venido a menos, que lo tuvo todo y sólo desea aquello que ya no puede ser[212].

---

212. Hacemos mención aquí a la obra maestra del gran Orson Welles, *Citizen Kane* (1941).

A su vez, los clínicos no siempre se encuentran con estos fantasmas o formas de estar en el mundo, sino que muchas veces se dan de morros con su ausencia. Hablamos, en estos casos, de sujetos que presentan cierta fragilidad y con los que debemos proceder atendiendo más bien a reconstruir y sostener un fantasma maltrecho. Sólo así estas personas podrán volver, poco a poco, a algo parecido al camino del deseo y de la vida en relación con los demás. Poder ubicarse en su contexto, construir un plan de futuro, tratar de darle un sentido a su existencia, nombrar las formas del malestar por las que cada uno en concreto no puede transitar, son todas ellas pequeñas fórmulas que sirven de estabilización para estos sujetos, porque dan lugar a la construcción de un pequeño pseudo-algoritmo fantasmático que, a veces, puede adquirir incluso algunos tintes delirantes tolerables[213].

Del fantasma del terapeuta

Por otra parte, no podemos dejar de lado otro elemento importante en el proceso terapéutico. Así como las personas que vienen a consulta presentan, o bien su propio fantasma, o bien su ausencia y el proyecto futuro de cómo construir algo que lo sustituya, también deberíamos tener en cuenta que existe, y es parte imprescindible del dispositivo, el fantasma del terapeuta. Si entendemos que los pacientes desencadenan su patología por diferentes coyunturas, los

---

213. Podemos remitirnos aquí para ilustrarnos sobre las soluciones delirantes y la restitución del vínculo con el mundo, a las magníficas *Memorias* del Presidente Daniel Paul Schreber: Schreber, D.P. (2003 [1900-1902]), *Sucesos memorables de un enfermo de los nervios*, Madrid, AEN.

terapeutas, a su vez, se pueden llegar a ver muy concernidos e identificados con dichas situaciones. Para un terapeuta que perdió a un ser querido en un accidente, tratar a una persona que consulte por una situación parecida puede ser motivo de cierto cuestionamiento y vacilación; incluso de algo peor: puede hacer del tratamiento de sujetos en condiciones similares su gran vocación, imbuido de un *furor sanandi* con el que desatiende lo particular de su paciente, cegado por su propia historia personal[214]. Es por eso que la mejor capacitación para trabajar con el Otro diagnóstico viene dada por el propio proceso terapéutico. Al margen de las diferentes teorías que uno decida seguir, es esencial que en su formación el terapeuta tenga un tiempo para ser paciente, para cuestionarse sus propios mitos y fantasmas personales, y poder graduar con más precisión el *psicoscopio* personalizado del Otro diagnóstico.

La experiencia del psicoanálisis suele concluir con el conocimiento o con algún tipo de aproximación poética a esta singularidad del fantasma individual. Dicha aproximación suele realizarse a modo de relato donde una persona es capaz de definir su forma de estar en el mundo mediante una frase o una escena mítica que ha regido la mayor parte de su vida. Todos los síntomas que acogotan a las psiquiatrías son por lo general el resultado de las diferentes conmociones que sufre

---

214. Sobre los peligros del *furor sanandi*, véase por ejemplo: Freud, S., (1976 [1913]), «Sobre la iniciación del tratamiento», t. 12, *op. cit.,* pp. 142-43; Freud, S., (1976 [1915]), «Puntualizaciones sobre el amor de transferencia», t. XII, en *Obras Completas*, Amorrortu editores, t. 12, p. 174; Lacan, J. (2006 [1955]), «Variantes de la cura tipo», en *Escritos*, 1, México, Siglo XXI, p. 312; Lacan, J. (1998 [1966]), «Psicoanálisis y medicina», en *Intervenciones y textos*, 1, Buenos Aires, Manantial, p. 90; Lacan, J., (2003 [1959-60]), *El seminario, libro 7. La ética del psicoanálisis*, Buenos Aires, Paidós, pp. 226-27.

el fantasma individual a lo largo de una vida. De cómo esta forma de dar sentido a la vida y de manejarse con el goce del cuerpo a veces es zarandeada por vicisitudes o contingencias, o mismamente de cómo su formación ya ha sido de entrada problematizada como fruto de dificultades en la infancia o acontecimientos tempranos de gran calado. Tapar la angustia existencial de ser un sujeto hablante será siempre la misión del fantasma individual.

Para acoger y maniatar esta insoportable verdad de la insuficiencia de nuestro invento desarrollaremos todos los síntomas citados que se acogen a los diagnósticos. En un desesperado intento por atar cuerpo y pensamiento, y dar entidad y soporte a nuestra existencia comulgaremos con las verdades de la religión y la política no por convencimiento, sino por alivio y paz. Pasearemos nuestras fobias y obsesiones con dignidad ante los otros a sabiendas de su minusvalía, pero con la esperanza de que algún otro nos mande un mensaje que las reconcilie con la verdad y su oquedad. La histeria, profesional de esto, exhibirá su cuerpo maltrecho y sus síntomas indescifrables ante los que se postulan como amos de la verdad para mostrarles su insuficiencia y acallar, desde la verdad, su responsabilidad en la soledad del entuerto del lenguaje. Son siempre los síntomas neuróticos, llamadas encubiertas al otro. Ecos que sólo necesitan saber que el otro existe, aunque únicamente sea porque responde mal o bien. No son por tanto los síntomas neuróticos cuestiones espurias de las psiquiatrías, temáticas específicas de unos filósofos-médicos trastornados (que también), sino cuestiones cuyo desciframiento atraviesan el hecho humano y permiten, al elaborarse, proponer un tercer camino. Un camino para reconstruir y permitir algo de lo oblativo en los mensajes de los demás. Si enfermamos de nuestro propio código no hay otra manera para cercenar la angustia que trabajar en el código. En consecuencia, los psiquiatras han de saber trabajar en este código débil. Han de ser flexibles al deseo del paciente y han de asumir la incólume tarea de no dejarse imbuir del relato, pero sabiendo decir a la vez «sí» al sujeto, un «sí» sin paliativos, un «sí» a veces fuera del sentido común. Esto significa sostener al sujeto en su deseo, en su responsabilidad y en sus decisiones. Lo cual implica tratar los síntomas como mensajes del fantasma de cada uno y no como enfermedades, yugos o realidades[215]. La *cosa que tu psiquiatra nunca te dijo*, pero esta vez porque ni él mismo la sabía, es que tu dolor, aquello de lo que sufres, tiene que ver contigo y con tu historia, y que la única cura está en tus palabras, que paradójicamente no son tuyas, del todo.

En definitiva, se trata de una apuesta por la clínica, por lo subjetivo y por lo único de cada persona. Esto se materializa en un diagnóstico *prêt-à-porter* para acompañar y guiar a las personas que sufren a que puedan encontrar la salida a la angustia con sus propias herramientas. Éstas no son otras que el fantasma y su correlato lógico: el deseo. Al fin y al cabo, no conocemos a ningún sujeto llamado «esquizofrénico» que sea igual a otro llamado del mismo modo. De hecho, hemos conocido muchas personas etiquetadas así, y sus vidas, el trato con ellos, los pronósticos y los tratamientos

---

215. Sobre el síntoma y el fantasma, véase: Miller, J.-A. (2009 [1983]), «Dos dimensiones clínicas: síntoma y fantasma», en *Conferencias porteñas,* t. 1, Buenos Aires, Paidós.

que hemos llevado a cabo han sido totalmente diferentes. Si bien en algún momento puede llegar a ser significativo lo que les semeja, consideramos mucho más importante lo que los diferencia.

El xenodiagnóstico[216]

> *La ciencia ficción no es sólo un género literario, sino algo más: un estado de conciencia.*
>
> René Rebetez

Entre la no existencia de los diagnósticos y el Otro diagnóstico quizás nos quede un pequeño e incómodo lugar desde el que podríamos vernos desde fuera. Una raza alienígena o una forma de vida inteligente que no ande enredada con lo humano podría ver la historia de las psiquiatrías y la actual miscelánea de malestares desde una perspectiva diferente. Atendiendo a los síntomas y a sus presentaciones actuales podría crear en este *Manual xenodiagnóstico de trastornos en Homo sapiens*, como diagnóstico principal, el

---

216. Nos inspiramos para este epígrafe en el personaje de Michael Burnham (interpretado por Sonequa Martin-Green), primera humana educada por Vulcanos en el *remake* de la famosa serie *Star Trek: Discovery*. Adoptada por Sarek (padre biológico del mítico Spock) cuando sus padres murieron en un ataque Klingon. Burnham se formó como *xeno-antropóloga* (especialista en «primeros contactos») en la Academia de Ciencias Vulcana y, al inicio de Discovery, lleva siete años al servicio de la Capitana Philippa Georgiou. El título de *xeno-antropóloga* resulta quizás extraño y etnocentrista. Aunque su trabajo, fuente de la trama de la serie, radique en investigar las relaciones entre humanos y *aliens*, resultaría más lógico denominarla xenóloga o etnóloga. Cabe añadir, siguiendo los guiones de la serie, que el análisis de nuestra cultura, es decir, el xenodiagnóstico, sería resuelto fácilmente apelando a lo humano y a lo subjetivo ya que es habitual en el desarrollo de los capítulos la resolución de los conflictos mediante la obstinación, la bondad y el deseo que tanto encantan a los amantes de la serie.

más importante subgrupo que se denominaría: «Trastornos debidos al consumo de psicofármacos en humanos»[217].

En este subgrupo, en primer lugar y encabezando el subapartado de trastornos graves, estaría una enfermedad que ya hemos atisbado antes, la «neuroleptofrenia». Es decir, un cuadro abigarrado de psicosis crónica, distonías, discinesias, aumento de peso, bradipsiquia y apatía fruto del mantenimiento *sine die* de tratamientos neurolépticos y el trato institucionalizado. De especial gravedad, la dificultad para la recuperación estribaría en la gran problemática que reside en quitar los neurolépticos tras tantos años de consumo. La reagudización de las psicosis, la hipersensibilidad dopaminérgica y el reencuentro con una vida prácticamente deshumanizada situarían a la recuperación de estos sujetos en algo cercano a una quimera.

En segundo lugar, y de gran extensión en la especie humana sería la sintomatología asociada al «trastorno *mondo benzo*». La sobredosificación por benzodiacepinas en la raza humana al hilo de la sociedad neoliberal y su montante extra de angustia habrían creado una enfermedad basada en problemas de memoria, abulia, torpeza y sedación que continuamente se retroalimentaría aumentando dosis y tipos de pastillas. Concurrirían también al *mondo benzo* los antidepresivos más sedantes participando en el cortejo sintomático con una suerte de anorgasmia, disfunción de la libido y anestesia afectiva. El *mondo benzo* alcanzaría a todas las edades y de especial incidencia serían las complicaciones de

---

217. Asociación Majara Universal (3980), «Trastornos debidos al consumo de psicofármacos en humanos», en *Manual xenodiagnóstico de trastornos en Homo sapiens*, 254ª ed., Forlik 8, Universal Supercúmulo de Virgo, pp. 43389-4900.

lo que se habría llamado «benzos en abuelas». Una pléyade de caídas, deterioro cognitivo, torpezas, fracturas de cadera, agitaciones y alucinaciones se cebarían con los mayores siendo en ocasiones peor el remedio que la enfermedad.

En tercer lugar, la extraña proliferación de desórdenes afectivos unidos a tratamientos. Se podría llamar el «trastorno tripolar», ya que por encima de la clásica división manía-depresión habrían aparecido en la especie humana cuadros de cicladores rápidos, reacciones maníacas, cuadros mixtos e intentos de suicidio extempóreos cebados por antidepresivos, litio y sus combinaciones a veces enloquecidas.

Finalmente, nuestro personal médico extraterrestre abogaría en sus recomendaciones terapéuticas por cambiar el método productivo y de relación actual de la especie. Eliminaría el beneficio de las ecuaciones de producción de psicofármacos así como pautaría, en compañía de una vigilancia estricta de la dispensación de los tratamientos a largo plazo, el uso de lo social y de la palabra como los tratamientos idóneos para el malestar humano. Nos abandonaría perplejo y cariacontecido tras su estudio, dudando verazmente de que fuéramos una especie inteligente y entre la nube de polución su nave surcaría el espacio con serias dudas de que cuando vuelva, la especie continúe[218].

---

218. Hemos optado en este apartado por recurrir a la ciencia ficción para tratar lo que consideramos que es uno de los mayores dramas de la ciencia psiquiátrica contemporánea, los estragos de la medicación. Entre una ciencia y otra no hay, en realidad, tanta diferencia.

VI. Los tratamientos

1. Los ansiolíticos

> *Soy un tranquilizante. Funciono en casa. Soy eficaz en la oficina,*
> *me siento en los exámenes. Comparezco ante los tribunales,*
> *pego cuidadosamente las tazas rotas: sólo tienes que*
> *tomarme, disolverme bajo la lengua, tragarme,*
> *sólo tienes que beber un poco de agua.*
>
> Wislawa Szymborska

Si gran parte del protagonismo del malestar humano se lo ha llevado hasta ahora la angustia, qué mejor que empezar con los ansiolíticos la guía de los tratamientos de las psiquiatrías. La angustia y su correlato de ansiedad se pueden combatir y maniatar de muchas maneras, no todas ellas de lo más saludables. Así, podemos hacerlo mediante tranquilizantes o ansiolíticos, sexo, algunos antidepresivos, neurolépticos (que son capaces de anularlo todo), opioides, alcohol, antihistamínicos, psicoanálisis, barbitúricos, una mascota, hablar las cosas, escuchar a Hank Williams, leer a Szymborska o jugar un partido de fútbol.

Centrándonos en los ansiolíticos, vemos que tienen propiedades parecidas al alcohol, en concreto, propiedades sedativas. De hecho, ahí radica su efecto. Más que revertir ninguna enfermedad subyacente, su principio de acción es la sedación. Además, también inducen una sensación de placer o euforia. Se suelen usar en el insomnio, la ansiedad y la neurosis. Tienen dos puntos obscuros, uno es que son profundamente adictivos debido a que su eficacia inicial se reduce muy rápidamente y producen notables síntomas de discontinuación; y, el segundo es, relacionado con el anterior, que se prescriben durante períodos largos de tiempo. De esta manera, surge la paradoja de que para el insomnio, por ejemplo, se prescriben ansiolíticos que sedan. Sin embargo, su efecto dura pocas semanas, por lo que vuelve el insomnio y el fármaco permanece, a pesar de que ya no produce efecto, porque es difícil de retirar. De un problema inicial, pueden llegar a surgir dos. Por eso se recomienda un uso no más allá de cinco semanas.

Tratan la angustia

Vayamos de momento con el grupo de ansiolíticos más comercializado que son los benzodiacepinas. Quien mejor que Antonio Escohotado y su *Historia general de las drogas* para explicar su raíz:

Los tratamientos

Descubiertas a partir de los años cincuenta, y normalmente extraídas del aceite pesado, con costes radicalmente inferiores a los de opiáceos naturales, estas drogas se producen hoy en cantidades portentosas. En 1977, por ejemplo, en Estados Unidos se sintetizaron 800 toneladas de benzodiacepinas —una de sus subvariantes—, lo cual equivale a 400 dosis medias (de 10 miligramos, considerando que bastantes son psicoactivas ya desde un miligramo) por cabeza/año. En 1985, Naciones Unidas calculaba que unos 600 millones de personas en el mundo tomaban todos los días uno o varios ansiolíticos[219].

España no se queda atrás en esta ordalía de sedación. Cuatro de cada diez personas han tomado alguna vez ansiolíticos y un 29% lo han hecho en el último año. Además, desde el 2000 al 2012, se ha producido un incremento del 57%[220], convirtiéndose en un problema de salud pública perfectamente comparable al de las drogas ilegales. En EE. UU., el abuso de tranquilizantes llegó a ser el principal problema de salud[221].

Este amplio mercado de la relajación y el sueño ha encontrado en estos tiempos angustiantes la diana perfecta sobre la que desplegar una variada oferta de ansiólisis *prêt-à-porter*. El *mondo benzo* se extiende para permitir que las personas puedan obtener los efectos deseados para

---

219. Escohotado, A. (1999), *Historia general de las drogas*, Barcelona, Espasa, p. 1236.
220. Véase: https://bit.ly/2HyiUcV [consultado por última vez el 22 de mayo de 2017].
221. Whitaker, R. (2015), *Anatomía de una epidemia*, Madrid, Capitán Swing, p. 154.

funcionar adecuadamente en la vida. Están los fármacos del momento, de la crisis, son rápidos, eficaces y tal como llegaron al cuerpo se fueron. Otros, más del párrafo largo, han sido diseñados para mantener la ansiedad a raya durante todo el día. Dosifican su entrada para palidecer en sangre y así las personas con el tiempo olvidan poco a poco el martillo diario de la angustia. Por último, los hay que se disfrazan de mórficos, sus antecesores caros, en el sentido de que le hacen el trabajo a Morfeo. Son pastillas para dormir, unas para empezar el sueño, otras para mantenerlo.

Respecto a los estudios sobre la eficacia, se ha visto que los ansiolíticos reducen más la ansiedad que el placebo, aunque no es seguro que este efecto se mantenga en el tiempo. No es en absoluto sorprendente, dada su capacidad sedativa, que su eficacia sea superior a la del placebo. No obstante, lo que se pone en duda es si pueden mantener este efecto a la larga[222].

Tragan la angustia

Por desgracia, como decimos, su efecto no dura eternamente. Estos tratamientos albergan en su seno los demonios de la tolerancia, la dependencia y la cronificación. Pensadas en un principio para no superar las cinco semanas, no es infrecuente que los tratamientos se conviertan en una forma de vida, en la mayor parte de las ocasiones porque la angustia indómita y sus condiciones de aparición no han sido yuguladas. La coyuntura de esta peculiar iatrogenia actual radica en que la tolerancia hace que pacientes que están

---

222. Moncrieff, J. (2013), *Hablando claro*, Barcelona, Herder, p. 151.

tomando benzodiacepinas pueden terminar padeciendo de nuevo la ansiedad que se quería mitigar. A golpe de bata y prescripción se establece un círculo vicioso entre el *furor sanandi* y la lógica biológica del tóxico.

Se da también a veces el drama de que a la desesperada algunos psiquiatras pautan otro tipo de remedio intentando quitar el anterior, ya fracasado, a dosis máximas. Los efectos en ocasiones se disipan en una nebulosa entre la angustia que siempre estuvo ahí y el desorden químico que no podemos medir. Los síntomas se mezclan y el sudor y las palpitaciones cabalgan en el cuerpo sin un motor preciso que se pueda cernir. Aun así, hay situaciones tan graves que a veces es realmente imposible remover la angustia. Es por ello que no es infrecuente que se recurra a ansiolíticos de otro orden para poder salir de esta encrucijada farmacológica.

Por último, son nuestros pequeños y ancianos los que peor se llevan con estos tratamientos. No es raro que los infantes y las personas mayores, paradójicamente, hagan de la toma de estos una suerte de efecto rebote inexplicable por el cual se angustian, se agitan y a veces hasta alucinan. En personas mayores son frecuentes los trastornos psicomotrices y cognitivos, por lo que es difícil justificar su uso, por ejemplo, para el insomnio[223]. Pasadas unas pocas semanas, además, dejan de tener efecto, por lo que sólo se recomienda su uso a corto plazo[224]. En un estudio con 224 pacientes, se vio que una benzodiacepina era mejor que el

---

223. *Cf.* Glass, J. *et al.* (2005), «Sedative hypnotics in older people with insomnia: meta-analysis of risks and benefits», *British Medical Journal*, 331, pp. 1169-173.

224. *Cf.* Committee on the Review of Medicines, (1980), «Systematic review of the benzodiazepines», *British Medical Journal*, 280, pp. 910-12.

placebo en la primera semana, en la segunda semana no había diferencias y en seis semanas al grupo placebo le iba mejor[225]. De hecho, los que dejan las benzodiacepinas les va mejor que a los que no[226].

Conclusiones

En definitiva, son medicamentos ideales para lo urgente, lo puntual o lo crítico. Permiten a las personas una parada en el camino, un tiempo de sosiego que, aunque impostado químicamente, sin éste, a veces, es imposible el desarrollo de una terapia del tipo que sea. También permiten el sueño cuya ausencia es, con frecuencia, punta de lanza iniciática de procesos psicóticos y depresivos graves. El rapto de Morfeo permitirá romper los círculos viciosos en los que suelen entrar estos padeceres en sus inicios. Si bien deberemos, en la medida de lo posible, apuntar a su uso mínimo, circunstancial y a dosis bajas para evitar la caída en otro de esos diagnósticos ocultos del siglo XXI de los que hemos hablado. «Mondo benzo» es consecuencia de tratar a la angustia como enfermedad y no como signo en un eterno baile de fármacos a los que indefectiblemente nos vamos haciendo inmunes y dependientes.

---

225. *Cf.* Shapiro, A. *et al.* (1982-83), «Diazepam: how much better than placebo?», *Journal of Psychiatric Research*, 17 (1), pp. 51-73.
226. *Cf.* Rickels, K. *et al.* (1991), «Long-term benzodiazepine users 3 years after participation in a discontinuation program», *American Journal of Psychiatry*, 148 (6), pp. 757-61.

2. Los neurolépticos.
Los mitos en el tratamiento de la locura

> *La locura, a veces, no es otra cosa que la razón presentada bajo diferente forma*
>
> Johann Wolfgang von Goethe

El mito de la base biológica de la locura

Normalmente, se piensa que la locura es una enfermedad del cerebro que está determinada de manera genética y que se trata con medicamentos[227]. Esta afirmación está hoy en día tan instaurada que se considera una herejía cuestionarla[228]. Este modo de pensar se consolidó con el descubrimiento del primer medicamento para la locura, la *clorpromazina*. En su día, se llegó a decir que este fármaco era para la psiquiatría lo que la penicilina era para la medicina general, y que funcionaba para la esquizofrenia igual que lo hacía la insulina para la diabetes[229]. Es decir, se creyó que era el primer tratamiento efectivo real para el proceso subyacente a la enfermedad mental severa[230].

La clorpromazina fue descubierta en la década de 1950

---

[227]. La locura ha tenido diversos nombres a lo largo de la historia. Usamos aquí este término como representante de todos ellos: melancolía, manía, paranoia, alienación mental, vesania, psicosis, demencia precoz, esquizofrenia, enfermedad mental severa, etc.

[228]. Bentall, R.P. (2011), *Medicalizar la mente*, Barcelona, Herder, p. 171.

[229]. Shorter, E. (1999), *Historia de la psiquiatría*, Barcelona, J & C Ediciones Médicas, p. 255. Según Gøtzsche, fue el presidente de la Sociedad Estadounidense de Psiquiatría Biológica, Harold Himwich, quien en 1955, planteara tal idea, véase: Gøtzsche, P.C. (2016), *Psicofármacos que matan y denegación organizada*, Barcelona, Los libros del lince, p. 187.

[230]. Moncrieff, J. (2013), *The bitterest pills. The troubling story of antipsychotic drugs*, Basingstoke, Palgrave Macmillan, p. 1.

como antipsicótico. Se consideró que era el «fármaco que cambiaría la faz de la psiquiatría»[231]. En realidad, no era otra cosa más que un potente tranquilizante que, por casualidad, se vio que calmaba a los pacientes psiquiátricos excitados y les dejaba indiferentes ante lo que les rodeaba. De hecho, se le puso el sobrenombre de «camisa de fuerza química», ya que mantenía a los pacientes a raya. También se etiquetó como «neuroléptico», pues su efecto consistía en «apoderarse del sistema nervioso»[232]. Producía una neurolepsis, una reducción de la actividad cerebral en todas sus facetas. Es decir, no sólo anulaba los síntomas de la psicosis, sino que también anulaba toda actividad mental. Por lo tanto, la clorpromazina no se desarrolló a partir del conocimiento y la investigación del proceso patológico subyacente que crea los síntomas de la locura, sino que tan sólo relajaba y calmaba a los pacientes, por lo que difícilmente podía ser ninguna cura en sentido estricto. Sin embargo, se empezó a presentar como un regulador de la química del cerebro. Como se apuntó desde el NIMH[233] (Instituto Nacional de Salud Mental de los EE. UU.), en 1963, pasó de ser considerado un simple «tranquilizante», a ser visto como un potente «antipsicótico», es decir, un fármaco capaz de actuar en el proceso bioquímico implicado en la psicosis y revertirlo. Punto de vista que chocaba frontalmente con la idea que se

---

231. Shorter, E. (1999), *op. cit.*, p. 248.
232. Del griego «neuro» (nervio) y «lepto» (atar), véase: Moncrieff, J. (2013), *op. cit.*, p. 63.
233. Guttmacher, M. S. *et al.* (1964), «Phenothiazine treatment in acute schizophrenia; effectiveness: the National Institute Of Mental Health Psychopharmacology Service Center Collaborative Study Group», *Archives of General Psychiatry*, 10, pp. 246-261, p. 257

tenía hasta entonces: «No estamos tratando enfermedades con este fármaco, decía un autor en 1955; estamos usando un agente neurofarmacológico para producir un efecto específico. La parte del síndrome clínico que es controlada por el agente neurofarmacológico, la clorpromazina, es la ansiedad y sus componentes»[234].

No obstante, la novedosa presentación del fármaco abrió una nueva era para la psiquiatría, la era de la revolución química. Como el fármaco parecía curar la locura, y éste actuaba en el cerebro produciendo una serie de cambios, se dedujo que la locura debía producirse por cambios, en cierto sentido, opuestos. Es decir, la locura debía ser consecuencia de un desequilibrio químico que el fármaco restablecía. La psiquiatría, que hasta ahora se había dedicado a confinar la locura, al parecer, había pasado a curarla. Esto la elevaba un peldaño como ciencia dentro del campo de la medicina y aumentaba su prestigio entre las demás especialidades, por lo que resultaba lógico ir introduciendo la idea de que por fin se disponía de tratamientos eficaces y precisos para la locura. No sólo eso, los entusiastas de esta nueva visión plantearon que la desinstitucionalización fue consecuencia de dicho descubrimiento, es decir, que la clorpromazina posibilitó el cierre de los antiguos manicomios y la integración de los pacientes manicomiales en la comunidad.

Sin embargo, lejos de esta visión idílica de la psiquiatría, la realidad resulta ser un poco distinta. Ni los psicofármacos restablecen ningún equilibrio químico en el cerebro, de

---

[234]. Parsons, E.H. sobre la clorpromacina en una reunión en Filadelfia en 1955. Véase: VVAA (1955), *Chlorpromazine and mental health*, Filadelfia, Lea & Fabiger, p. 132.

hecho, hoy sabemos que no hay ningún desequilibrio; ni los psicofármacos cerraron ningún manicomio. Por otra parte, sus efectos no se limitan únicamente a tratar la enfermedad, sino que también poseen peligrosos efectos secundarios. Asimismo, si tuviéramos que hacer un balance de lo que ha sido la psiquiatría desde el descubrimiento de los psicofármacos, diríamos que a mayor conocimiento del cerebro y, supuestamente, mejores tratamientos farmacológicos para las enfermedades mentales, nos hemos encontrado con el aumento desproporcionado del número de enfermos mentales discapacitados[235]. La consecuencia de la era dorada de la psiquiatría, la era de los psicofármacos, ha sido el sobrediagnóstico y la cronificación de la locura y del malestar. El balance es ciertamente nefasto.

El mito del desequilibrio químico

A mediados del siglo XX, se observó que los fármacos o las drogas que incrementaban un tipo de neurotransmisor en el cerebro, la dopamina, producían síntomas parecidos a los de la esquizofrenia paranoide[236]; y los fármacos que bloqueaban la dopamina tenían un efecto terapéutico. Por lo que se pensó que la dopamina jugaba un papel

---

235. Ésta es una de las bases argumentales del trabajo de Robert Whitaker: Whitaker, R. (2015), *op. cit.*, p. 14; también comparten este punto de vista otros autores como: Warner, R. (2004), *Recovery from schizophrenia. Psychiatry and political economy*, 3ª ed., Hove y Nueva York, Brunner-Routledge, p. 220.

236. Por aquel entonces ya se conocía la psicosis inducida por anfetaminas: Young, D. y Scoville, W.B. (1938), «Paranoid psychosis in narcolepsy and the possible danger of benzedrine treatment», *The Medical clinics of North America*, 22, pp. 637-46.

importante en la locura[237]. Sin embargo, a pesar de los múltiples intentos, «esta actividad investigadora no ha producido un cuerpo sólido de evidencia confirmatoria para la hipótesis»[238]. El propio Deniker, uno de los primeros en usar la clorpromazina, concluía que «los clínicos son conscientes de que la quimioterapia no es un tratamiento etiológico para las psicosis» y que «la teoría dopaminérgica de la esquizofrenia conserva poca credibilidad para los psiquiatras»[239]. Carlsson, autor que propuso la teoría de la dopamina, concluía unos años después que «no hay, sin embargo, evidencia suficiente de ninguna perturbación de la función de la dopamina en la esquizofrenia»[240]. Las voces autorizadas también dieron marcha atrás. Un antiguo director del NIMH concluyó diciendo que «la hipótesis

---

237. *Cf.* Klawans, H.L., Goetz, C. y Westheimer, R. (1972), «Pathophysiology of schizophrenia and the striatum», *Diseases of the nervous system*, 33 (1), pp. 711-19; Randrup, A. y Munkvard, I. (1972), «Evidence indicating an association between schizophrenia and dopaminergic hyperactivity in the brain», *Orthomolecular Psychiatry*, 1 (1), pp. 2-7; Seeman, P. y Lee, T. (1975), «Antipsychotic drugs; direct correlation between clinical potency and presynaptic action of dopamine neurones», *Science*, 188, pp. 1217-219; Seeman, P. *et al.* (1976), «Antipsychotic drug doses and neuroleptic/dopamine receptors», *Nature*, 261, pp. 177-79; Creese, I., Burt., D.R. y Snyder, S.H. (1976), «Dopamine receptor binding predicts clinical and pharmacological potencies of antischizophrenic drugs», *Science*, 192, pp. 481-83. Todas estas investigaciones llevaron a Carlsson a plantear la hipótesis dopaminérgica de la esquizofrenia: Carlsson, A. (1988), «The current status of the dopamine hypothesis of schizophrenia», *Neuropsychopharmacology*, 1, pp. 179-86.

238. Haracz, J. (1982), «The dopamine hypothesis: an overview of studies with schizophrenic patients», *Schizophrenia Bulletin*, 8, pp. 438-58, p. 455.

239. Deniker, P. (1990), «The neuroleptics: a historical survey», *Acta Psychiatrica Scandinavica*, 82, suppl. 358, pp. 83-7, p. 86; Deniker, P. (1989), «From chlorpromazine to tardive dyskinesia», *Psychiatric Journal of the University of Ottawa*, 14, pp. 253-59.

240. Carlsson, A. (1990), «Early psychopharmacology and the rise of modern brain research», *Journal of Psychopharmacology*, 4, pp. 120-26, p. 123..

de que la dopamina contribuye de manera directa a la patogénesis de los trastornos psicóticos tiene debilidades importantes»[241]; en otro informe del mismo organismo, se iba aún más lejos al proponer que «no se conocen las causas precisas (etiológicas) de la mayoría de los trastornos mentales»[242]; también se ha afirmado que «en todos los casos en los que se creía haber hallado tal desequilibrio se comprobó después que era falso»[243]; y que «hemos buscado las grandes y básicas explicaciones neuroquímicas de los trastornos psiquiátricos y no las hemos encontrado»[244].

Además, con el tiempo, fueron surgiendo investigaciones que contradecían dicha hipótesis. Por ejemplo, se vio que en esquizofrénicos no medicados la dopamina estaba en niveles normales[245], que «no eran significativamente

---

241. Nestler, E. y Hyman, S. (2009), *Molecular Neuropharmacology*, Nueva York, McGraw Hill, p. 396.

242. U.S. Department of Health and Human Services (1999), *Mental Health: A Report of the Surgeon General*, Rockville, MD: U.S. Department of Health and Human Services, Substance Abuse and Mental Health Services Administration, Center for Mental Health Services, National Institutes of Health, National Institute of Mental Health, p. 49.

243. Glenmullen, J. (2000), *Prozac Backlash*, Nueva York, Simon & Schuster, p. 196.

244. Kendler, K.S. (2005), «Toward a philosophical structure for psychiatry», *American Journal of Psychiatry*, 162, pp. 433-40, p. 435.

245. *Cf.* Bowers, M. (1974), «Central dopamine turnover in schizophrenic syndrome», *Archives of General Psychiatry*, 31, pp. 50-4. Los estudios más modernos concluyen lo mismo: Martinot, J.-L., Peron-Magnan, P., Huret, J.-D. (1990), «Striatal D2 dopaminergic receptors assessed with positron emission tomography and [76Br]bromospiperone in untreated schizophrenic patients», *American Journal of Psychiatry*, 147 (1), pp. 44-50; Farde, L., Wiesel, F.-A., Stone, S. (1990), «D2 dopamine receptors in neuroleptic-naive schizophrenic patients», *Archives of General Psychiatry*, 47, pp. 213-19; Hietala, J., Syvälahti, E., Vuorio, K. (1994), «Striatal D2 dopamine receptor characteristics in neuroleptic-naive schizophrenic patients studied with positron emission tomography», *Archives of General Psychiatry*, 51, pp. 116-23.

diferentes de los controles»[246]. En una revisión de dichas investigaciones se concluyó que «estos hallazgos no pueden sostener la presencia de una cuantía elevada de dopamina en los cerebros de los esquizofrénicos»[247]. Por lo que se empezó a plantear que en los estudios en los que se había constatado el aumento de dopamina podía deberse a que los participantes en dichos estudios estaban tomando neurolépticos[248]. Primero, se comprobó en animales[249], y luego se entendió que ése era el motivo por el cual la retirada del fármaco empeoraba los síntomas, dando la sensación de que la enfermedad iba a peor. Si el fármaco bloquea los receptores de dopamina, el cerebro se adapta a este cambio aumentando su densidad[250]. Lo que nos hace pensar que los fármacos pueden «ser completamente iatrogénicos»[251]. Es decir, no sólo no restablecen el equilibrio químico, sino que parecen alterarlo más en un sentido patológico. El fármaco no cura ningún trastorno cerebral subyacente[252], sino que altera el funcionamiento normal del cerebro, lo inhabilita[253].

---

246. Post, R. (1975), «Cerebrospinal fluid amine metabolites in acute schizophrenia», *Archives of General Psychiatry,* 32, pp. 1063-068, p. 1063.
247. Haracz, J. (1982), «The dopamine hypothesis: an overview of studies with schizophrenic patients», *Schizophrenia Bulletin,* 8, pp. 438-58, p. 438.
248. *Cf.* Lee, T. (1978), «Binding of 3H-neuroleptics and 3H-apomorphine in schizophrenic brains», *Nature,* 374, pp. 897-900.
249. *Cf.* Burt, D. (1977), «Antischizophrenic drugs: chronic treatment elevates dopamine receptor binding in brain», *Science,* 196, pp. 326-27.
250. Whitaker, R. (2015), *op. cit.*, p. 93.
251. MacKay, A. (1982), «Increased brain dopamine and dopamine receptors in schizophrenia», *Archives of General Psychiatry,* 39, pp. 991-97, p. 991.
252. Shorter, E. (1999), *op. cit.*, p. 253.
253. Breggin, P.R. (1993), *Toxic Psychiatry,* Londres, Fontana, p. 72.

El mito de la evolución deficitaria

Durante la segunda mitad del siglo XIX se fue construyendo la idea de que la locura evolucionaba hacia un estadio terminal marcado por el debilitamiento, el deterioro, el déficit y el proceso demencial. Se trató de hacer del loco un demente, alguien que había perdido sus capacidades mentales. Visión completamente diferente a toda la tradición clásica que relacionaba la locura con el saber y las grandes experiencias. El máximo exponente de esta visión deficitaria de la locura fue Kraepelin con el concepto de «demencia precoz»[254], del cual surgió lo que habría de llamarse las *esquizofrenias*. A pesar de que muchos autores mostraron sus reservas hacia esta visión deteriorante, lo cual hizo que el propio Kraepelin tuviera que matizar sus aseveraciones llegando a decir, en ediciones posteriores de su tratado, que el 15-20% de los pacientes se acababan curando[255], finalmente, fue el modelo que acabó imponiéndose. El punto de vista de Kraepelin estaba sustentado por una marcada ideología médica. La demencia era la clara prueba de la existencia de un proceso orgánico, lo que permitía hacer de la locura clásica una enfermedad médica. En la actualidad, este punto de vista cogió fuerza a partir de los setenta y ochenta, de la mano de aquellos que contribuyeron a crear las clasificaciones internacionales de los trastornos mentales que se autodenominaban *neo-kraepelinianos*. Es por ello que hoy manejamos conceptos

---

254. *Cf.* Kraepelin, E. (1996 [1899]), *Demencia precoz y paranoia*, 6ª ed., Buenos Aires, De la Campana; Kraepelin, E., Kahlbaum, K. y Hecker, E. (1996), *La locura maníaco-depresiva, la catatonia, la hebefrenia*, Buenos Aires, Polemos.
255. *Cf.* Kraepelin, E. (2008 [1913]), *La demencia precoz*, 8ª ed., Buenos Aires, Polemos.

como los de «deterioro cognitivo», «estado defectual» y «déficit psicológico» asociados a la locura, que tratan de dar cuenta de esta visión deficitaria.

Durante los sesenta y setenta, se produjo la revolución social de la psiquiatría, tal y como explica John Cutting en una editorial del *British Journal of Psychiatry*[256]. Se empezó a contemplar la idea de que el deterioro era psicosocial[257], fruto de la institucionalización[258], del empobrecimiento ambiental y de la desidia terapéutica. En los ochenta hubo un *revival* del organicismo y, hoy en día, lamentablemente, es la opinión mayoritaria entre los profesionales de la salud. De hecho, la vertiente deficitaria de la esquizofrenia se vio reforzada gracias a los hallazgos de dilatación ventricular en 18 pacientes esquizofrénicos con síntomas negativos severos. Este hecho se produjo en un artículo importantísimo, por ser el primero, que volvía a retomar el angosto y obsoleto

---

256. *Cf.* Cutting, J. *et al.* (1983), «Schizophrenic deterioration», *British Journal of Psychiatry*, 143, pp. 77-84.

257. *Cf.* DeSisto, M.J., Harding, C.M., *et al.* (1995), «The Maine and Vermont three-decade studies of serious mental illness. I. Matched comparison of cross-sectional outcome», *British Journal of Psychiatry*, 167 (3), pp. 331-38; DeSisto, M.J., Harding, C.M., *et al.* (1995), «The Maine and Vermont three-decade studies of serious mental illness. II. Longitudinal course comparisons», *British Journal of Psychiatry*, 167 (3), pp. 338-43; Anthony, W.A., *et al.* (2002), *Psychiatric Rehabilitation*, Boston, Boston University Center for Psychiatric Rehabilitation; Harding, C.M., Zubin, J. y Strauss, J.S. (1992), «Chronicity in schizophrenia revisited», *British Journal of Psychiatry*, 161 (supl. 18), pp. 27-37; Dixon, L.B., *et al.* (2010), «The 2009 Schizophrenia PORT psychosocial treatment recommendations and summary statements», *Schizophrenia Bulletin*, 36 (1), pp. 48-70; Kreyenbuhl, J., *et al.* (2010), «The Schizophrenia Patient Outcomes Research Team (PORT): updated treatment recommendations 2009», *Schizophrenia Bulletin*, 36 (1), pp. 94-103.

258. *Cf.* Wing, J.K. y Brown, G.W. (1970), *Institutionalism and schizophrenia: a comparative study of three mental hospitals 1960-1968*, Londres, Cambridge University Press.

concepto de «demencia precoz». Los artífices fueron Johnstone, Crow y colaboradores, en 1978, y el artículo se llamaba «La demencia de la demencia precoz». En este trabajo, tan sólo se hablaba de un grupo de pacientes que se dirigía a la «no remisión de manera progresiva»[259]. Las críticas que recibió fueron muy duras. Con la información que se ofrecía, ni la demencia ni la precocidad, estaban justificadas[260].

Una buena manera de comprobar la evolución de la locura consiste en ver cuáles son los resultados de los estudios longitudinales, aquellos en los que se realiza un seguimiento, durante años o décadas, de los pacientes tras el ingreso. Uno de los primeros estudios de este tipo fue el llevado a cabo por Manfred Bleuler, hijo de Eugen Bleuler, autor del término «esquizofrenia». Bleuler hijo encontró que el pronóstico era mucho más esperanzador del que se solía considerar. Para él «la antigua suposición de que la esquizofrenia es, por lo general, una enfermedad progresiva que conduce a una demencia cada vez más severa, es incorrecta»[261]. Se dio cuenta de que cinco años después del ingreso, sólo una cuarta parte de sus pacientes seguía hospitalizado. Esta tasa se mantenía veinte y treinta años después del inicio de la psicosis. Sólo el 10% vivían permanentemente en el hospital. El 22% de los pacientes tenía una recuperación completa y el 58% se mantenía estable en su entorno social

---

[259]. *Cf.* Johnston, E.C., Crow, T., *et al.* (1978), «The dementia of dementia praecox», *Acta Psychiatrica Scandinavica*, 57, pp. 305-24.

[260]. *Cf.* Abrahamson, D. (1993), «Institutionalisation and the long-term course of schizophrenia», *British Journal of Psychiatry*, 162, pp. 533-38.

[261]. Bleuler, M. (1974), «The long-term course of the schizophrenic psychoses», *Psychological Medicine*, 4, pp. 244-54, p. 245.

con alguna recaída. Esto ocurría más de diez años antes de la introducción de los antipsicóticos. Estos hallazgos fueron replicados en las investigaciones a largo plazo llevadas a cabo desde entonces[262]. En todas ellas se dice que el deterioro severo sería una de las posibles múltiples evoluciones, y no la más frecuente. Es decir, la esquizofrenia no tiene una evolución deficitaria, sino que los pacientes pueden estar asintomáticos, vivir de manera independiente y pueden llegar a construir un entorno social[263]. Precisamente, los pacientes que se habían recuperado eran aquellos que «habían dejado de tomar medicamentos hacía tiempo»[264]. Esto quiere decir que puede que sea otro mito más el tener que tomar medicación de por vida, y que quizá sólo sea un pequeño grupo el que necesite medicación de manera indefinida[265]. Además, el pesimismo en torno a la evolución tiene sus consecuencias. En un estudio de más de veinte años

---

262. *Cf.* Angst, J. (1988), «European long-term followup studies of schizophrenia», *Schizophrenia Bulletin*, 14 (4), pp. 501-13; Carpenter, W.T. y Kirkpatrick, B. (1988), «The heterogeneity of the long term course of schizophrenia», *Schizophrenia bulletin*, 14 (4), pp. 645-52; McGlashan, T.H. (1988), «A selective review of recent North American long-term followup studies of schizophrenia», *Schizophrenia Bulletin*, 14 (4), pp. 515-42; Harding, C.M. (1988), «Course types in schizophrenia: an analysis of European and American studies», *Schizophrenia Bulletin*, 14 (4), 633-43; Davidson, L. y McGlashan, T.H. (2005), «The varied outcomes of schizophrenia», en Davidson, L., Harding, C. y Spaniol, L. (Eds.), *Recovery from severe mental illnesses: Research evidence and implications for practice*, Boston University, pp. 236-59.
263. Véase, por ejemplo, Harding, C.M., *et al.* (1987), «The Vermont longitudinal study of persons with severe mental illness» I y II, *American Journal of Psychiatry*, 144 (6), pp. 718-26 y pp. 727-35.
264. *Cf.* McGuire, P.A. (2000), «New hope for people with schizophrenia», *Monitor of psychology*, 31 (2).
265. Harding, C. y Zahniser, J.H. (1994), «Empirical correction of seven myths about schizophrenia with implications for treatment», *Acta Psychiatrica Scandinavica*, 90 (supl. 384), pp. 140-46, p. 143.

de seguimiento, se vio que el pesimismo, él solo, reducía de forma significativa las posibilidades de recuperación[266]. En general, en todos estos estudios con pacientes crónicos de larga evolución[267], donde el curso de la enfermedad oscila entre los veinte y los cuarenta años, se ve que a pesar de llevar prácticamente toda la vida enfermos, de la mitad a dos tercios terminan recuperándose. Por otra parte, como veremos más adelante, la mayoría de estos estudios tienen una orientación psicoanalítica[268].

El mito de la desinstitucionalización

Como acabamos de comentar, esta visión médica de las

---

266. *Ibídem.*
267. *Cf.* Huber, G., Gross, G. y Schuttler, R. (1975), «A long-term follow-up study of schizophrenia: psychiatric course of illness and prognosis», *Acta Psychiatrica Scandinava*, 52 (1), pp. 49-57; Ciompi, L. (1980), «The natural history of schizophrenia in the long term», *British Journal of Psychiatry*, 136, 413-20; Harding, C.M., *et al.* (1987), «The Vermont longitudinal study of persons with severe mental illness: I. Methodology, study, sample, and overall status 32 years later», *American Journal of Psychiatry*, 144, pp. 718-26; McGlashan, T.H. (1984), «The Chesnut Lodge follow-up study», I y II, *Archives of General Psychiatry*, 41 (6), pp. 573-85 y 586-601; McGlashan, T.H. (1988), «A selective review of recent North American long-term follow up studies of schizophrenia», *Schizophrenia Bulletin*, 14 (4), pp. 515-42; Ogawa, K., *et al.* (1987), «A long-term follow-up study of schizophrenia in Japan—with special reference to the course of social adjustment», *British Journal of Psychiatry*, 151, pp. 758-65; Lysaker, P.H. y Buck, K.D. (2008), «Is recovery from schizophrenia possible? An overview of concepts, evidence and clinical implications», *Primary Psychiatry*, 15 (6), pp. 60-5; Tsuang, W.T., *et al.* (1979), «Long-term outcome of major psychoses. I. Schizophrenia and affective disorders compared with psychiatrically symptom-free surgical conditions», *Archives of General Psychiatry*, 36 (12), pp. 1295-301; OMS (1973), *The International Pilot Study of Schizophrenia*, Ginebra, OMS.
268. *Cf.* Osborn, L.A. (2009), «Recovery in schizophrenia: the viability of recovery and can psychoanalysis play a role?», *International Journal of Psychosocial Rehabilitation*, 14 (1), pp. 112-18.

enfermedades mentales, tuvo como consecuencia que se llegara a pensar que poco se podía hacer por estos pacientes más que encerrarlos en los grandes manicomios. Sin embargo, a partir de la segunda mitad del siglo XX, coincidiendo con la entrada en escena de los psicofármacos, dichas instituciones fueron desapareciendo. Uno de los grandes mitos de la psiquiatría siempre ha sido el de plantear que fue gracias al descubrimiento de los antipsicóticos que pudo realizarse la desinstitucionalización de los pacientes psiquiátricos[269].

Sin embargo, la realidad parece ser bien distinta. Según parece, tras la Segunda Guerra Mundial, debido a razones sociales y económicas, se plantearon políticas asistenciales que tenían por objetivo tratar a los pacientes en la comunidad lejos de los costosos espacios manicomiales. De hecho, había cada vez más reticencia a sostener el enorme coste de aquellos grandes hospitales[270]. El tratamiento en la comunidad y el ingreso en los períodos de crisis era, económicamente, un modelo más viable[271]. La consecuencia fue que los manicomios comenzaron a vaciarse. Pero ¿cuál fue el papel de los psicofármacos en este cambio?

Para responder a esta pregunta, Whitaker ha analizado el período que va desde poco después de la finalización de la Segunda Guerra Mundial, en concreto, desde 1946 a 1954, momento en el que irrumpe en psiquiatría la clorpromazina como primer antipsicótico. En un estudio del NIMH se vio que el 61,7% de los pacientes ingresados por un primer

---

269. Shorter, E. (1999), *op. cit.*, p. 279.
270. Bentall, R.P. (2011), *op. cit.*, p. 115.
271. *Cf.* Scull, A. (1984), *Decarceration*, Nueva Jersey, Englewood Cliffs, Prentice Hall.

episodio psicótico entre 1946 y 1950, recibía el alta en doce meses. Después de tres años el 72,5% había sido dado de alta[272]; otros estudios de la época comprobaban que una hospitalización prolongada parecía ser peor para los pacientes[273]; en Inglaterra, entre 1941 y 1955, la recuperación total se daba en el 33% de los pacientes, mientras que la recuperación social se producía en el 53%[274]. Es decir, la tendencia antes de la invención de los psicofármacos era al alta, no al encierro. Además, parece que esta situación no cambió con la entrada del primer antipsicótico, no aumentaron las altas hospitalarias[275]. En un estudio del Departamento de Higiene Mental de California en los cincuenta, al comparar sujetos tratados con fármacos y sujetos que no lo fueron, concluía que «los pacientes tratados con fármacos tendían a permanecer hospitalizados durante períodos más largos»[276]. Por ejemplo, en Japón la población de los manicomios creció tras la entrada de la clorpromazina[277]; lo mismo que en España[278]; y, en EE. UU., ocho años después

---

272. Cole, J. (ed.) (1959), *Psychopharmacology*, Washington, DC, National Academy of Sciences, pp. 121 y 142; en pp. 385-87, se muestra otro estudio con resultados similares.

273. *Cf.* Lehrman, N. (1961), «Follow-up of brief and prolonged psychiatric hospitalization», *Comprehensive Psychiatry*, 2, pp. 227-40.

274. Warner, R. (1985), *Recovery from Schizophrenia*, Boston, Routledge & Kegan Paul, pp. 111-12.

275. Whitaker, R. (2015), *op. cit.*, p. 100.

276. Epstein, L. (1962), «An approach to the effect of ataraxic drugs on hospital release rates», *American Journal of Psychiatry*, 119, pp. 246-61, p. 42.

277. *Cf.* Kruno, E. y Asukai, N., (2000), «Efforts towards building a community-based mental health system in Japan», *International Journal of Law and Psychiatry*, 23, pp. 361-73; Tsuchiya, K. J. y Takei, N. (2004), «Focus of psychiatry in Japan», *British Journal of Psychiatry*, 184, pp. 88-92.

278. Ross, C.A. y Read, J. (2006), «Los fármacos antipsicóticos: mitos y

de la introducción del primer antipsicótico, la población hospitalaria era prácticamente la misma[279]. Todos estos datos indican que, en realidad, el cierre de los manicomios no parece deberse a ningún descubrimiento terapéutico[280]. Parece que son más bien las políticas sanitarias las que van marcando la tendencia hacia el encierro o hacia el tratamiento en la comunidad.

El mito de la eficacia de los antipsicóticos

Siempre se ha pensado, como parte de la mitología psiquiátrica, y es el motivo por el cual se ha impuesto el tratamiento con antipsicóticos sobre cualquier otro, que éstos eran superiores al placebo en la disminución de los síntomas psicóticos a corto plazo. Como recuerda Whitaker[281], en 2005, la *Cochrane Collaboration*, grupo internacional de investigadores sin financiación de la industria farmacéutica, cuestionó incluso la eficacia a corto plazo. Analizaron los estudios donde se comparaba la clorpromazina con el placebo, y concluyeron que había «una sobrestimación de los efectos positivos y una subestimación de los efectos negativos atribuidos a la clorpromazina», es decir, «la evidencia fiable sobre sus efectos a corto plazo es sorprendentemente

---

realidades», en Read, J., Mosher, L. y Bentall, R.P. (eds.), *Modelos de locura*, Barcelona, Herder, p. 127.
279. Silverman, C. (1968), *The Epidemiology of Depression*, Baltimore, Johns Hopkins Press, p. 139.
280. Bentall, R.P. (2011), *op. cit.*, p. 143.
281. Whitaker, R. (2015), *op. cit.*, p. 116 *n* 15.

débil» y, además, «la clorpromazina es una droga sedante, propensa a causar problemas de movimiento»[282].

Otro de los motivos para considerar el tratamiento farmacológico como superior a cualquier otro tipo de tratamiento ha sido el de argumentar que previene las recaídas, pues si se retira, los pacientes recaen más que si continúan tomándolo[283]. Este es el principal motivo para mantener el tratamiento farmacológico a largo plazo, a pesar de que no existen estudios bien diseñados que evidencien este argumento[284]. La clave está en que los estudios que confirman la recaída tras la retirada del fármaco no tienen en cuenta la brusquedad con que ésta se realiza. En la práctica totalidad de los estudios, los sujetos a los que se les asigna la condición de placebo estaban tomando hasta ese momento antipsicóticos que son retirados de golpe. Lo cual provoca un intenso síndrome de abstinencia. De hecho, se ha comprobado que si esta retirada se produce de manera gradual, la tasa de recaídas disminuye drásticamente hasta equipararse a la de aquellos a los que no se les ha retirado el fármaco[285]. Con estos datos, se

---

282. Adams, C.E. *et al.* (2005), «Chlorpromazine for schizophrenia: a Cochrane systematic review of 50 years of randomised controlled trials», *BMC Medicine*, 3 (15), disponible en: https://bmcmedicine.biomedcentral.com/articles/10.1186/1741-7015-3-15 [consultado por última vez el 13 de abril de 2017]; también se puede consultar Bola, J.R., *et al.* (2011), «Antipsychotic medication for early schizophrenia», *Cochrane Database of Systematic Rev*iews, 6, Art. No.: CD006374.

283. *Cf.* Gilbert, P.L. *et al.* (1995), «Neuroleptic withdrawal in schizophrenic patients», *Archives of General Psychiatry,* 52, pp. 173-88.

284. Dixon, L. (1995), «Conventional antipsychotic medications for schizophrenia», *Schizophrenia Bulletin,* 21 (4), pp. 567-77, p. 575.

285. *Cf.* Viguera, A.C. *et al.* (1997), «Clinical risk following abrupt and gradual withdrawal of maintenance neuroleptic treatment», *Archives of General Psychiatry,* 54(1), pp. 49-55; Baldessarini, R.J. y Viguera, A.C. (1995), «Neuroleptic withdrawal in schizophrenic patients», *Archives of General*

puede concluir que dejar la medicación es peligroso por los cambios en el cerebro que inducen los propios fármacos, no porque los fármacos impidan las recaídas. La medicación hace que el cerebro se haya convertido en hipersensible al estrés, por lo que «la retirada de los fármacos antipsicóticos estándar puede causar un rebote de los síntomas de la esquizofrenia en un más alto nivel del que cabría esperar sin tratamiento»[286]. «Asombrosamente, *nunca* se han llevado a cabo ensayos clínicos adecuados con sujetos que no hayan sido expuestos previamente a medicación antipsicótica»[287]. El Grupo Cochrane, en sus revisiones de ensayos sobre la esquizofrenia concluía que éstos eran poco fiables ya que presentaban defectos favorables al fármaco activo. Por ejemplo, «casi en el 100% de los casos se rompe el ciego y la evaluación de los resultados es muy subjetiva; casi todos incluyen enfermos que están en tratamiento y se retira el fármaco de golpe; no se indica si el fármaco ayuda a la reintegración social; prácticamente todos son a corto plazo; las comparaciones entre fármacos presentan errores, como dar una dosis mucho más alta de la que corresponde del fármaco que se quiere superar»[288]. A pesar de todo ello, en un importante estudio del NIMH se constató que los pacientes que habían tomado placebo eran «*menos* proclives a ser rehospitalizados»[289] que

---

Psychiatry, 52(3), pp. 189-92; Moncrieff, J. (2006), «Does antipsychotic withdrawal provoke psychosis? Review of the literature on rapid onset psychosis (supersensitivity psychosis) and withdrawal-related relapse», *Acta Psychiatrica Scandinavica,* 114, pp. 3-13.

286. Warner, R. (2004), *op. cit.,* p. 244.
287. Moncrieff, J. (2013), *op. cit.,* p. 211.
288. Gøtzsche, P.C. (2016), *op. cit.,* p. 191.
289. *Cf.* Schooler, N. *et al.* (1967), «One year after discharge», *American*

aquellos que habían tomado antipsicóticos. También, que cuanta mayor dosis de medicación se esté tomando, mayor será la probabilidad de recaída al retirarla[290]; otros comprobaron que los pacientes que al ser dados de alta seguían tomando medicación tenían una tasa de recaídas más alta y de mayor gravedad[291]; siendo además que los síntomas de la retirada se confundían con los de la enfermedad[292].

Esta sorprendente situación ha llevado a que algunos, como Emmanuel Stip en una editorial de *European Psychiatry*, se planteen que: «después de 50 años de uso de medicación neuroléptica, ¿somos capaces de contestar esta simple pregunta: son los neurolépticos eficaces en el tratamiento de la esquizofrenia?»[293]

El mito de la medicación a largo plazo

Así las cosas, surge la pregunta sobre el uso de la medicación a largo plazo. Los pocos estudios al respecto pueden hacernos pensar en la posibilidad de que la medicación genere una vulnerabilidad a la psicosis, lo cual incrementaría las recaídas. En un curioso estudio se compararon durante un lapso de

---

Journal of Psychiatry, 123 (8), pp. 986-95.
290. Prien, R. *et al.* (1971), «Discontinuation of chemotherapy for chronic schizophrenics», *Hospital and Community Psychiatry*, 22, pp. 20-3, p. 22.
291. Gardos, G. y Cole, J. (1976), «Maintenance antipsychotic therapy: is the cure worse than the disease?», *American Journal of Psychiatry*, 133 (1), pp. 32-6, p. 34.
292. *Cf.* Gardos, G., Cole, J. y Tarsy, D. (1978), «Withdrawal syndromes associated with antipsychotic drugs», *American Journal of Psychiatry*, 135, pp. 1321-324.
293. *Cf.* Stip, E. (2002), «Happy birthday neuroleptics!», *European Psychiatry*, 17, pp. 115-19.

cinco años pacientes tratados en 1947, con pacientes tratados en 1967. Los del primer grupo no tomaban medicación, y de ellos, el 45% no había recaído, siendo que en cinco años el 75% llevaba una vida normal. Del segundo grupo, tan sólo el 31% no recayó. El «hallazgo inesperado» de esta investigación sugiere que «estos fármacos pudieran no ser indispensables» e incluso «prolongar la dependencia social de algunos de los pacientes que hayan sido dados de alta»[294].

En el estudio longitudinal más reciente[295], se plantea que ciertos pacientes sin medicación no tienen porqué recaer inmediatamente. Aquellos que tomaban medicación y habían dejado de hacerlo, tenían un mejor funcionamiento que aquellos que no la habían dejado. Tras un seguimiento de quince años, los pacientes recuperados eran los que no tomaban medicación. No había pruebas de que a los pacientes con tratamiento farmacológico les fuera bien a largo plazo. De hecho, en la época de los psicofármacos, han descendido los índices de recuperación. Como recuerda Whitaker, «en 1955 había 267.000 personas con esquizofrenia en hospitales mentales, uno de cada 617 estadounidenses. Hoy hay 2,4 millones de esquizofrénicos, uno de cada 125 estadounidenses»[296].

Surge así la pregunta de qué es lo que pasaría si los pacientes con un primer episodio de psicosis pudieran ser tratados sin

---

294. Bockoven, J.S. y Solomon, H.C. (1975), «Comparison of two five-year follow-up studies: 1947 to 1952 and 1967 to 1972», *American Journal of Psychiatry,* 132 (8), pp. 796-801, p. 796.

295. *Cf.* Harrow, M. y Jobe, Th.H. (2007), «Factors involved in outcome and recovery in schizophrenia patients not on antipsychotic medications: a 15-year multifollow-up study», *The Journal of Nervous and Mental Disease,* 195 (5), pp. 406-14.

296. Whitaker, R. (2015), *op. cit.,* p. 144.

medicación. Para ello, podemos ver qué es lo que pasó en varios trabajos en los que se estudió esta posibilidad.

En el primer estudio, se comprobó una ligera superioridad del grupo tratado sin medicación. Además, se concluía que la medicación antipsicótica pudiera hacer a ciertos sujetos esquizofrénicos «más vulnerables a una futura recaída de lo que lo serían según el curso natural de su enfermedad»[297]. Esto hizo pensar en la posibilidad de que existiera un grupo de pacientes que no deberían ser tratados con antipsicóticos[298].

En el segundo estudio, donde se comparaba la clorpromazina con el placebo de manera aleatoria, se concluyó que a los pacientes en la condición de placebo no sólo les iba bien a largo plazo, sino que mostraban una mayor mejoría, menos rehospitalizaciones y mejor funcionamiento en la comunidad[299].

En el tercer estudio, el proyecto *Soteria* de Loren Mosher, desde los primeros años se informó que a los pacientes tratados sin medicación les iba mejor que a aquellos que eran tratados de manera convencional con psicofármacos. En seis semanas los síntomas disminuían de la misma manera que en aquellos tratados con fármacos y tenían un riesgo menor de readmisión o de recaída[300]. Mosher y

---

297. Carpenter, W.T., McGlashan, Th.H. y Strauss, J.S. (1977), «The treatment of acute schizophrenia without drugs: an investigation of some current assumptions», *American Journal of Psychiatry*, 134 (1), pp. 14-20, p. 19.

298. *Cf.* Davis, J.M. (1975), «Overview: maintenance therapy in psychiatry: I. Schizophrenia», *American Journal of Psychiatry*, 132 (12), pp. 1237-245.

299. *Cf.* Rappaport, M. *et al.* (1978), «Are there schizophrenics for whom drugs may be unnecessary or contraindicated?», *International Pharmacopsychiatry*, 13, pp. 100-11.

300. Mathews, S., Roper, M.T., Mosher, L.R. y Menn, A.Z. (1979), «A non-neuroleptic treatment for schizophrenia: analysis of the two-year postdischarge

sus colaboradores concluían que «nuestros hallazgos son inconsistentes con la abrumadora evidencia en la literatura psiquiátrica de que el tratamiento de mantenimiento con neurolépticos reduce el riesgo de recaída. Nuestros resultados fueron más bien todo lo contrario: los sujetos con tratamiento farmacológico de mantenimiento recaían antes y presentaban un alto riesgo de recaída 24 meses tras el alta. De hecho, el riesgo de recaída tendía a ser por lo menos el doble para el grupo de mantenimiento con fármacos que para el grupo libre de fármacos»[301]. Parecía que en los primeros episodios resultaba más adecuado «un medio terapéutico racionalmente enfocado con un uso mínimo de fármacos antipsicóticos que el tratamiento farmacológico en el hospital»[302]. Uno de los colaboradores de Mosher, John Bola, realizó un meta-análisis de todos los estudios en los que pacientes con un primer episodio eran tratados sin medicación y con un período de seguimiento de al menos un año. No había pruebas de que a los pacientes con medicación les fuera mejor, de hecho, a los no medicados les iba algo mejor[303]. Como comenta Bentall, a día de hoy, «el balance de las pruebas existentes parece sugerir que a muchos pacientes con un primer episodio podría irles bien con solo un breve período de tratamiento con antipsicóticos, o sin

---

risk of relapse», *Schizophrenia Bulletin,* 5, pp. 322-33, p. 323.
301. *Ibíd.*, p. 329.
302. Bola, J.R. y Mosher, L.R. (2003), «Treatment of acute psychosis without neuroleptics: two-year outcomes from the Soteria project», *Journal of Nervous and Mental Disease,* 191, pp. 219-29, p. 227.
303. Bola, J.R. (2006), «Medication-free research in early episode schizophrenia: evidence of long-term harm?», *Schizophrenia Bulletin,* 32 (2), pp. 288-96.

terapia farmacológica en absoluto»[304]. Para Warner: «El tratamiento con fármacos antipsicóticos puede tener un efecto negativo a largo plazo en sujetos con esquizofrenia con buen pronóstico»[305].

En un cuarto estudio, realizado en Finlandia, se pudo comprobar algo similar. Los pacientes sin medicación tenían menos probabilidad de tener un ingreso prolongado y sus resultados globales eran mejores[306]. Lo que queda claro, como apunta Moncrieff, es que no todo el mundo que padece un episodio psicótico necesita la medicación para recuperarse, es decir, el paciente no se recupera porque tome la medicación necesaria[307]. A pesar de esto, las guías clínicas siguen recomendando el uso de medicación uno y dos años después de haber cedido los síntomas. Estos resultados son congruentes con la afirmación de Warner según la cual, tras una revisión de 68 estudios, llegó a la conclusión de que los fármacos influían poco en los resultados a largo plazo[308]. Lo mismo puede extraerse de los estudios interculturales. En este tipo de estudios llevados a cabo por la OMS (Organización Mundial de la Salud) a partir de 1966, se pudo comprobar algo realmente sorprendente: en los pacientes de países en vías de desarrollo, su curso y su resultado eran considerablemente mejores. Estos pacientes no iban tanto a los hospitales y su estancia media en ellos

---

304. Bentall, R.P. (2011), *op. cit.*, p. 413.
305. Warner, R. (2004), *op. cit.*, p. 244.
306. Lehtinen, V. *et al.* (2000), «Two-year outcome in first-episode psychosis treated according to an integrated model. Is immediate neuroleptisation always needed?», *Eur Psychiatry*, 15, pp. 312-20, p. 312.
307. Moncrieff, J. (2013), *op. cit.*, p. 130.
308. Warner, R. (2004), *op.cit.*, pp. 127-28.

era mucho menor[309]. Los resultados de este estudio fueron tan alarmantes que se volvió a repetir[310]. Se encontró que en estos países la tasa de abandono de la medicación era mayor. La conclusión fue apabullante, se comprobó que en los países donde más se medicaba, los pacientes más se cronificaban[311].

La verdad de los efectos secundarios

Por si esto fuera poco, no se puede pasar por alto la larga lista de efectos secundarios de los antipsicóticos. Entre ellos, encontramos síntomas parkinsonianos y distonía aguda (espasmos musculares muy dolorosos), embotamiento emocional, disforia, dificultad para el aprendizaje, deterioro cognitivo, desmotivación, desconexión social, ausencia de interés, fatigabilidad, aumento de peso, impotencia, deterioro de la acción[312], sedación, confusión mental, discinesia tardía («problema médico y social masivo»[313] con consecuencias cognitivas importantes[314]), disforia neuroléptica[315]

---

309. *Cf.* WHO (1979), *Schizophrenia: an international follow-up study*, Chichester, John Wiley & Sons.

310. *Cf.* Jablensky, A. y Sartorius, N. (2008), «What did the WHO studies really find?», *Schizophrenia Bulletin,* 34 (2), pp. 253-55.

311. *Cf.* Jablensky, A. *et al.* (1992), «Schizophrenia: manifestations, incidence and course in different cultures», *Psychological Medicine,* 20, monografía, pp. 1-95.

312. Van Putten, T. (1979), «The board and care home: does it deserve a bad press?», *Hospital and Community Psychiatry,* 30, pp. 461-64.

313. Shorter, E. (1999), *op. cit.*, p. 253.

314. *Cf.* Waddington, J.L. *et al.* (1993), «Cognitive dysfunction in schizophrenia: organic vulnerability factor or state marker for tardive dyskinesia?», *Brain and Cognition,* 23 (1), pp. 56-70.

315. *Cf.* Van Putten, T. *et al.*, «Subjective response to antipsycho- tic drugs», en *Archives of General Psychiatry* 38, 1981, págs. 187-190; Voruganti,

(incapacidad de iniciar acciones o tomar decisiones), acatisia aguda (fuertes sentimientos de inquietud, tensión o ansiedad que llevan al sujeto a mover su cuerpo, lo que les impide sentarse o tener los pies quietos; puede llevar al paciente a la psicosis y a la violencia o al suicidio[316]), síndrome neuroléptico maligno (afección seria si no se trata a tiempo), psicosis tardía o psicosis por hipersensibilidad y demencia tardía[317] (los neurolépticos provocan daño cerebral permanente o disfunciones, incluyendo la atrofia cerebral)[318]. A todos estos síntomas no se les otorga mayor importancia[319], cuando, en realidad, causan graves problemas de salud[320] y pueden

---

L., Award, A. G., «Neuroleptic dysphoria: Towards a new synthesis», en *Psychopharmacology* 171, 2004, págs. 121-132.

316. Breggin, P.R. (2008), *Brain-Disabling Treatments in Psychiatry. Drugs, electroshock, and the psychopharmaceutical complex*, 2ª ed., Nueva York, Springer, p. 49.

317. Myslobodsky, M.S. (1993), «Central determinants of attention and mood disorder in tardive dyskinesia», *Brain and Cognition*, 23, pp. 88-101.

318. Breggin, P.R. (2008), *op. cit.*, p. 85; Wisniewski, H.M. *et al.* (1994), «Neurofibrillary pathology in brains of elderly schizophrenics treated with neuroleptics», *Alzheimer Disease and Associated Disorders*, 8 (4), pp. 211-27; Chakos, M. *et al.* (1994), «Increase in caudate nuclei volumes of first-episode schizophrenic patients taking antipsychotic drugs», *American Journal of Psychiatry*, 151 (10), pp. 1430-436; Madsen, A.L. *et al.* (1998), «Neuroleptics in progressive structural brain abnormalities in psychiatric illness», *Lancet* 352 (9130), pp. 784-85; Gur, R.E. *et al.* (1998), «A follow-up of magnetic resonance imaging study of schizophrenia», *Archives of General Psychiatry*, 55 (2), pp. 145-52.

319. Day, J., Kinderman, P. y Bentall, R.P. (1997), «Discordant views of neuroleptic side effects: A potential source of conflict between patients and professionals», *Acta Psychiatrica Scandinavica*, 97, pp. 93-7.

320. Fontain, K.R. *et al.* (2001), «Estimating the consequences of antipsychotic induced weight gain on health and mortality rate», *Psychiatry Research*, 101, pp. 277-88; Ray, W.A. *et al.* (2001), «Antipsychotics and the risk of sudden cardiac death», *Archives of General Psychiatry*, 58, pp. 1161-167.

generar tanta angustia como los problemas que intentan resolver[321].

Además, la experiencia que relatan las personas que toman dicha medicación —como comenta Mocrieff— es altamente displacentera, un «verdadero infierno», una «pura tortura», como estar en una «prisión farmacológica», se sienten como zombis con las capacidades mentales embotadas y sus emociones mitigadas, la experiencia es «particularmente traumática»[322]. Breggin habla de que estos fármacos, altamente tóxicos, producen una «lobotomía química» y un daño cerebral permanente, lo que se conoce como demencia inducida por los fármacos[323]. «Éste es el impacto primario o "terapéutico" de los fármacos»[324]. Muchos autores consideran erróneamente que estos síntomas son parte de la enfermedad y no un problema de la medicación[325].

La propia Nancy Andreasen, una de las investigadoras más importantes en el campo de la esquizofrenia, descubrió que los lóbulos de los pacientes esquizofrénicos se reducían con el tiempo, lo que consideraba un «trastorno progresivo del neurodesarrollo»[326], algo que empeoraba

---

321. Finn, S.E. *et al.* (1990), «Subjective utility ratings of neuroleptics in treating schizophrenia», *Psychological Medicine,* 35, pp. 843-48.
322. Moncrieff, J. (2013), *op. cit.,* p. 2.
323. Breggin, P.R. (2008), *op. cit.,* p. 40.
324. *Ibid.,* p. 41.
325. *Cf.* Schooler, N.R., (1994), «Deficit symptoms in schizophrenia: Negative symptoms versus neuroleptic-induced deficits», *Acta Psychiatrica Scandinavica,* 89, pp. 21-6.
326. *Cf.* Ho, B.C., Andreasen, N.C. *et al.* (2003) «Progressive structural brain abnormalities and their relationship to clinical outcome», *Archives of General Psychiatry,* 60 (6), pp. 585-94.

las capacidades cognitivas de estos pacientes[327]. Que los sujetos esquizofrénicos tuvieran cerebros más pequeños se usaba como prueba de que la esquizofrenia era una enfermedad cerebral. Sin embargo, otros investigadores empezaron a vincular dicha disminución de los lóbulos frontales con los neurolépticos, no con la esquizofrenia. En los ochenta, Breggin había sido el primero en atribuir, tanto los cerebros más pequeños como los ventrículos ensanchados que se observan en la esquizofrenia, no a la enfermedad, sino a la medicación antipsicótica[328]. Este nuevo punto de vista, finalmente, llevó a la propia autora a reconocer que «cuanta más medicación te hayan dado, más tejido cerebral pierdes»[329].

A corto plazo, los neurolépticos puede que disminuyan los síntomas positivos; a largo plazo, inducen en el paciente una pérdida de interés conocida como «depresión pospsicótica» o «disforia neuroléptica». La medicación que puede servir para la crisis, puede llegar a producir un estado deficitario si se mantiene[330]. La medicación antipsicótica no es inocua, tiene un coste para el paciente y este coste no ha sido tenido en cuenta por los psiquiatras y psicólogos clínicos pues

---

327. Andreasen, N.C. y Moser, D.J. (2005), «Longitudinal changes in neurocognition during the first decade of schizophrenia illness», *Schizophrenia Bulletin*, 31 (2), p. 348.

328. Moncrieff, J. (2013), *op. cit.*, p. 159.

329. Andreasen, N.C. (2008), «Using imaging to look at changes in the brain», *The New York Times*, 15 sept., disponible en: https://nyti.ms/2qzTMLo [consultado por última vez el 6 de mayo de 2017].

330. McGlashan, T. (2006), «Rationale and parameters for medication-free research in psychosis», *Schizophrenia Bulletin*, 32 (2), pp. 300-02.

muchos siguen pensando que no recetar antipsicóticos es tan nocivo como negarse a dar insulina para la diabetes[331].

Conclusiones

Pierre Deniker planteaba retirar el uso de la medicación antipsicótica o, al menos, proponía una utilización razonable[332]. La conclusión es clara, «los fármacos neurolépticos inducen cambios específicos en el sistema límbico que hacen que una persona sea más propensa a la psicosis. Es como tener un agente inductor de psicosis metido en el cerebro»[333]. Los antipsicóticos, incluso los modernos, provocan la misma anormalidad en el cerebro que la droga conocida como polvo de ángel[334]. Esto es lo que causa la terrible psicosis por hipersensibilidad[335], más potente que la psicosis inicial, que se produce incluso en pacientes que tomaban antipsicóticos sin presentar antes síntomas de psicosis[336]. La medicación, aquello que en un principio ayuda, se convierte en algo muy peligroso a largo plazo. Existe la posibilidad de que la hipersensibilidad

---

331. Bentall, R.P. (2011), *op. cit.*, p. 407.
332. Deniker, P. (1986), «Are the antipsychotic drugs to be withdrawn?», en Shagass, C. (ed.), *Biological Psychiatry,* Nueva York, Elsevier, pp. 1-9.
333. Martensson, L. (1984), «Should neuroleptic drugs be banned?» *Proceedings of the World Federation of Mental Health Conference in Copenhagen,* www.larsmartensson.com, [consultado por última vez el 23 de noviembre de 2017].
334. Seeman, P. (2005), «Dopamine supersensitivity correlates with D2 HIGH states, implying many paths to psychosis», *Proceedings of the National Academy of Science,* 102, pp. 3513-518.
335. Chouinard, G., *et al.* (1978), *op. cit.*, p. 1410.
336. Moncrieff, J. (2013), *op. cit.*, p. 95.

sea irreversible, lo mismo que la disquinesia tardía. «La necesidad de continuar el tratamiento neuroléptico puede ser inducido por el fármaco»[337].

Como resume Bentall[338], si los antipsicóticos producen gravísimos efectos secundarios, si a muchos pacientes con un primer episodio les va bien sin medicación, si otros tantos no responden a ella a pesar de que se aumente y si los pacientes que la toman durante años se han vuelto más sensibles al estrés, ¿por qué los servicios psiquiátricos modernos siguen teniendo tanta fe en los antipsicóticos?

Por supuesto, consideramos que los antipsicóticos pueden tener un lugar en el tratamiento de los pacientes adultos con problemas mentales serios, al menos a corto plazo, aunque su superioridad sobre el placebo es difícil de sostener mediante la evidencia en ensayos clínicos[339]. No obstante, los clínicos deberían valorar la utilidad del efecto sedativo de los neurolépticos en determinadas circunstancias, limitar su uso en el tiempo y, sin duda, explorar el camino de la psicoterapia y la cura por la palabra.

---

337. Chouinard, G., *et al.* (1978), «Neuroleptic-induced supersensitivity psychosis», *American Psychiatric Association*, 135 (11), pp. 1409-410, p. 1410.
338. Bentall, R.P. (2011), *op. cit.*, p. 415.
339. Moncrieff, J. (2013), *op. cit.*, p. 209.

3. Los antidepresivos

> *Es más, nunca se ha demostrado que haya una anormalidad de la serotonina en los casos de depresión.*
>
> David Healy

La invención de la depresión

La historia de los antidepresivos comienza en 1957, el año en el que se descubrieron el antidepresivo tricíclico imipramina y el IMAO (Inhibidor de la monoaminooxidasa) iproniazida. Este descubrimiento hizo que durante los sesenta y setenta se fuera creando la idea de que la depresión era una entidad independiente que podía tratarse con dichos antidepresivos[340]. De hecho, no es hasta la introducción del DSM-III, en 1980, cuando se crea la categoría diagnóstica independiente de los «trastornos afectivos»[341]. Hasta ese momento, en las dos ediciones anteriores de dicha clasificación internacional, la depresión estaba incluida o se asociaba a otras entidades. Es decir, antes de que se inventaran los antidepresivos apenas se diagnosticaba de depresión[342]. La depresión podía ser un tipo de psicosis, una reacción nerviosa o un tipo de personalidad[343], pero no una

---

340. Healy, D. (2004), *Let them eat Prozac*, Nueva York, New York University Press, p. 8.

341. American Psychiatric Association (1980), *Diagnostic and statistical manual of mental disorders*, 3ª ed., Washington, APA, p. 205.

342. Healy, D. (2004), *op. cit.*, p. 2.

343. American Psychiatric Association (1952), *Diagnostic and statistical manual of mental disorders*, 1ª ed., Washington, APA, pp. 24, 33-4 y 35-6; American Psychiatric Association (1968), *Diagnostic and statistical manual of mental disorders*, 2ª ed., Washington, APA, pp. 35-7, p. 40 y p. 42.

entidad clínica independiente. La creación de la categoría de la depresión como entidad independiente tuvo como consecuencia el hacer entrar en ella cuadros de índole muy diversa, desde las depresiones asociadas a la locura, a las depresiones relacionadas con las circunstancias normales de la vida cotidiana.

Una operación similar había sido llevada a cabo a principios de siglo XX, por una de las figuras más destacadas de la psiquiatría, Emil Kraepelin. Este autor había tratado de ordenar la clínica mental basándose en una ideología médica. Establecía para ello dos polos, por una parte, las formas deficitarias y, por otra parte, la patología del humor. Su propuesta, dentro de este segundo polo, fue la de tratar de ensancharlo de manera desmesurada, algo que pudo hacer gracias a que el criterio de la entidad no era clínico ni sintomatológico, sino evolutivo. Bastaba con presentar cualquier tipo de altibajos del humor para entrar dentro de este segundo polo. De esta manera, se incluían en él casos de verdadera psicosis y casos con fluctuaciones del humor, con el consiguiente problema de incluir en un mismo grupo a sujetos que, por ejemplo, pensaban que sus órganos estaban podridos por dentro y que arderían en el fuego eterno sin poder morir porque ya estaban muertos, y sujetos que se encontraban un poco alicaídos por la mañana y un poco más alegres por la tarde[344].

Como fluctuaciones normales del humor tenemos las depresiones normales asociadas a la patología nerviosa cotidiana, universal y característica del sujeto moderno, donde

---

344. *Cf.* Kraepelin, E. (2012 [1915]), *La locura maníaco-depresiva*, Madrid, La Biblioteca de los Alienistas del Pisuerga.

la depresión se entremezcla con la ansiedad, siendo muy difícil —y, hasta cierto punto, un absurdo— establecer distinciones. Este tipo de malestar era tratado por los médicos de cabecera con benzodiacepinas antes de la creación de la categoría. Sin embargo, tras la invención de los antidepresivos, los laboratorios se pusieron manos a la obra y se produjo un gran interés por individualizar la depresión de la patología nerviosa para ser tratada mediante los nuevos fármacos. Por ese motivo, entonces, la depresión comenzó a multiplicarse en la población, lo cual hizo que se planteara como un grave problema de salud y se hablara de las graves consecuencias de no tratarla a tiempo. De esta forma, la depresión pasó de ser sufrida por 50-100 personas por millón a ser diagnosticada en 100.000 personas por millón[345], creándose así una verdadera epidemia. Lo curioso de todo esto es que la propuesta de combatirla con antidepresivos, que contribuyó a la creación de la depresión como entidad, a hacerla más visible, a separarla de la problemática de los nervios, nunca ofreció la seguridad de ser un tratamiento efectivo. De hecho, a día de hoy, no hay evidencia de que sea un tratamiento efectivo a largo plazo y, seguramente, esta manera de entender esta problemática no es del todo apropiada «si la frecuencia de la depresión se ha multiplicado por mil desde la introducción de los antidepresivos»[346].

El supuesto desequilibrio químico

Otra de las operaciones que se realizaron fue la de crear la idea de que la depresión se debía al déficit de un

---
345. Healy, D. (2004), *op. cit.*, p. 2.
346. *Ibíd.*, p. 10.

neurotransmisor cerebral. En 1960, Ashcroft planteó que había niveles bajos de serotonina en los cerebros de los pacientes deprimidos. Autores, como Axelrod, en 1961, hablaron de que otro neurotransmisor, la norepinefrina, podía estar implicado en el mecanismo de acción de los antiguos antidepresivos tricíclicos, como la imipramina. Estas investigaciones contribuyeron a que en 1965, Schildkraut publicara la teoría catecolaminérgica de la depresión[347]. Para Healy, «éste fue el artículo clave de la nueva psiquiatría biológica, su *Interpretación de los sueños*»[348], pues planteaba que las alteraciones del humor podían ser provocadas por los desequilibrios químicos en el cerebro. Esta idea se propagó como la pólvora y se convirtió en el mantra oficial de la psiquiatría, a pesar de que el propio autor admitía que se trataba de una hipótesis que no podía confirmar. Los niveles de norepinefrina estarían bajos en estos sujetos y los antidepresivos incrementarían dichos niveles. En los setenta, el propio Ashcroft concluyó que no había niveles bajos de serotonina en la depresión y hubo otra serie de informes que no confirmaban la hipótesis[349]. El propio NIMH concluyó, en 1984, que «los incrementos o disminuciones en el funcionamiento de los sistemas serotoninérgicos *per se* no parecen estar asociados con la depresión»[350].

---

347. *Cf.* Schildkraut, J.J. (1965), «The Catecholamine Hypothesis of Affective Disorders: a review of supporting evidence», *American Journal of Psychiatry*, 122 (5), pp. 509-22.

348. Healy, D. (2004), *op. cit.*, p. 12.

349. *Cf.* Bowes, M. *et al.* (1969), «Cerebrospinal fluid 5-hydroxyindoleacetic acid and homovanillic acid in psychiatric patients», *International Journal of Neuropharmacology*, 8, pp. 255-62.

350. Maas, J.W. *et al.* (1984), «Pretreatment neurotransmitter metabolite levels and response to tricyclic antidepressant drugs», *American Journal of*

Sin embargo, esto no impidió que en aquella época se produjera el estallido comercial del Prozac, un ISRS (Inhibidor Selectivo de la Recaptación de Serotonina) que los laboratorios habían vendido y publicitado como fármaco para la depresión debido a que incrementaba la serotonina. La idea que intentaron transmitir los laboratorios era que, en la depresión, la química cerebral estaba alterada y que el fármaco la regulaba. A pesar de ello, lo que se había visto era que, ante la presencia del fármaco, el cerebro se iba adaptando, y si el fármaco aumentaba la serotonina, el cerebro reducía los receptores de dicho neurotransmisor[351]. Si el tratamiento se cronificaba, los receptores de dicho neurotransmisor se reducían a la mitad[352], lo que demostraba que el fármaco no restablecía el desequilibrio químico, sino que lo alteraba, abriendo la posibilidad de un enorme efecto rebote tras su retirada.

La cuestión es que la investigación puso de manifiesto, de manera incontestable, dos hechos. Por una parte, que no hay ninguna prueba científica de que la depresión se deba a ningún estado deficitario[353]. En el famoso manual de psicofarmacología de Stahl, se dice lo siguiente: «Por lo tanto, no hay evidencia clara y convincente de que la deficiencia de monoaminas explique la depresión. Es decir,

---

Psychiatry, 141 (10), pp. 1159-171, p. 1169.

351. *Cf.* Wong, D. (1981), «Subsensitivity of serotonin receptors after long-term treatment of rats with fluoxetine», *Research Communications in Chemical Pathology and Pharmacology,* 32, pp. 41-51.

352. *Cf.* Wamsley, J. (1987), «Receptor alterations associated with serotonergic agents», *Journal of Clinical Psychiatry,* 48, suppl., pp. 19-25.

353. Ross, C. (1995), *Pseudoscience in biological psychiatry,* Nueva York, John Wiley & Sons, p. 111.

no hay un déficit de monoaminas "real"»[354]. Por otra parte, que los antidepresivos no curan químicamente la depresión. En uno de los meta-análisis más importantes llevados a cabo, se concluía que «la disminución de monoaminas no hace decrecer directamente el humor» y que «la evidencia disponible hasta la fecha no apoya una relación causal directa con el trastorno depresivo mayor»[355]. De hecho, se sabe que mayores dosis no producen mayores efectos[356]. Por lo tanto, podemos concluir que «la noción de la depresión como "una perturbación de la química cerebral que puede ser corregida por el uso de antidepresivos" es decididamente errónea»[357].

¿Cuál es el beneficio de los antidepresivos?

Los antidepresivos, como su propio nombre indica, han sido y son, los fármacos por excelencia para la depresión. No sólo eso, sino que según las compañías farmacéuticas, más del 80% de los sujetos pueden ser tratados con antidepresivos[358]. El NICE (Instituto Nacional de Salud y Excelencia Clínica del Reino Unido) recomienda que los antidepresivos, especialmente los ISRS, deberían ser la primera línea de

---

354. Stahl, S.M. (2013), *Stahl's Essential Psychopharmacology*, 4 ed., Cambridge, Cambridge University Press, p. 267

355. Ruhé, H.G. *et al.* (2007), «Mood is indirectly related to serotonin, norepinephrine and dopamine levels in humans: a meta-analysis of monoamine depletion studies», *Molecular Psychiatry*, 12, pp. 331-59, p. 354.

356. Kirsch, I. (2010), *The emperor's new drugs. Exploding the antidepressant drugs,* Nueva York, Basic Books, pp. 149-50.

357. Middleton, H. y Moncrieff, J. (2011), «'They won't do any harm and might do some good: time to think again on the use of antidepressants?'», *British Journal of General Practice*, enero, pp. 47-9, p. 48.

358. Kirsch, I. (2010), *op. cit.*, pp. 149-50.

tratamiento para la depresión moderada y severa[359]. Nadie cuestionaría su eficacia para este tipo de patología. Se supone que hay miles de estudios que lo sustentan. Por ello mismo, puede resultar confuso decir que los antidepresivos no funcionan[360]. A pesar de que la FDA (Administración de Alimentos y Medicamentos de los Estados Unidos), el NICE y otras autoridades que otorgan las licencias para los medicamentos hayan aprobado los ISRS para el tratamiento de la depresión, Irvin Kirsch, en una histórica investigación sobre la eficacia de los antidepresivos, llevó a cabo un meta-análisis con todos los estudios existentes y puso de manifiesto que la psicoterapia era superior a los fármacos, el placebo y el no tratamiento, así como que el tratamiento antidepresivo era equivalente al placebo[361]. En el momento en que publicó su trabajo fue criticado por no haber usado los estudios que no habían sido publicados por la industria farmacéutica. Entonces, Kirsch pidió autorización para tener acceso a los archivos de la FDA que contenían los estudios que no se habían publicado. Cuando realizó un nuevo meta-análisis con los estudios publicados y los no publicados, comprobó que los resultados, no sólo no mejoraron, sino que fueron aún peores[362]. Era de esperar pues, que los estudios no

---

359. *Cf.* NICE (2004), *Depression: Management of Depression in Primary and Secondary Care. Clinical Practice Guideline No. 23.*, Londres, National Institute for Clinical Excellence.

360. Davies, J. (2013), *Cracked: Why psychiatry is doing more harm than good*, Londres, Icon, p. 59.

361. Kirsch, I. y Sapirstein, G. (1998), «Listening to Prozac but hearing placebo: a meta-analysis of antidepressant medication», *Prevention & Treatment*, 1 (2), disponible en https://bit.ly/2qwiSL1 [consultado por última vez el 2 de junio de 2017]; Kirsch, I. (2010), *op. cit.*, p. 10.

362. Kirsch, I. (2010), *op. cit.*, p. 10.

publicados fueran aquellos que no habían podido demostrar el beneficio significativo de consumir el fármaco. Este segundo meta-análisis indicó «que estos fármacos tienen sólo un beneficio clínico marginal»[363]. La diferencia entre medicación y placebo «era muy pequeña»[364].

Prácticamente, todos los estudios sobre la eficacia de los antidepresivos miden la depresión de los sujetos que participan en dichos estudios mediante la Escala de Hamilton para la depresión. Para considerar que la diferencia entre fármaco y placebo fuera significativa, el NICE planteaba que debía ser de tres puntos. La diferencia que encontró Kirsch fue tan sólo de 1,8 puntos. Hay que tener en cuenta las limitaciones de dicha escala. Principalmente, el hecho de considerar la influencia que tienen el sueño y la ansiedad en su puntuación. Por ejemplo, si un paciente comienza a dormir mejor, lo cual se puede conseguir con el efecto sedante de algunos fármacos antidepresivos o de otros fármacos junto con los que se suelen suministrar los antidepresivos en dichos estudios, como por ejemplo las benzodiacepinas, se avanza seis puntos en dicha escala. Además, en general, hay que considerar que cualquier droga sedante puede alterar las puntuaciones en dicha escala. «En otras palabras, es difícil sentirte deprimido si te sientes fuertemente dopado»[365].

---

363. Kirsch, I. (2008a), «Initial severity and antidepressant benefits: a meta-analysis of data submitted to the Food and Drug Administration», *PLoS Medicine*, 5 (2), pp. 260-68, p. 268.

364. Kirsch, I. (2008b), «Challenging Received Wisdom: Antidepressants and the Placebo Effect», *McGill Journal of Medicine*, 11 (2), pp. 219-22, p. 219; véase también: Moncrieff, J. y Kirsch, I. (2005), «Efficacy of antidepressants in adults», *British Medical Journal*, 331, pp. 155-57.

365. Moncrieff, J. (2013), *op. cit.*, p. 97.

Por otra parte, tenemos que tener en cuenta que en estos estudios los médicos que administran la pastilla deberían hacerlo al azar, sin saber, ni ellos ni los pacientes, si lo que toman es el antidepresivo o el placebo. Esta situación experimental se conoce como «doble ciego» y es una situación fundamental para considerar un estudio como científico, pues trata de evitar el efecto placebo y el efecto del observador. Sin embargo, en muchos de estos estudios, esta condición de doble ciego se deshace debido a que los médicos suelen advertir a los sujetos que participan en los ensayos que en caso de que tomen el antidepresivo tendrán una serie de efectos secundarios como somnolencia, diarrea, náuseas, olvidos y demás. Esto hace que el paciente sepa, dependiendo de si tiene o no dichos síntomas, si está tomando el fármaco o si está tomando el placebo. Y, lógicamente, saber que está tomando el antidepresivo aumentará el efecto placebo. A pesar de todo ello, los resultados fueron los que fueron. «Si, por el contrario, a la gente se le dijera que los fármacos les harán sentirse aturdidos y con sensaciones desagradables, y así podrán olvidar sus propios sentimientos durante un tiempo, parece probable que muchas más personas buscarían otros modos de afrontar sus propias dificultades»[366]. Parece que los antidepresivos funcionan porque sedan, estimulan y se potencia la sugestión, es decir, crean un embotamiento emocional, un estado mental alterado, lo cual convierte a las personas que las consumen en menos sensibles al mundo que les rodea.

El estudio de Kirsch no fue el primero. Antes que él, otros tantos estudios habían obtenido resultados similares, tanto

---

366. Moncrieff, J. (2013), *op. cit.*, p. 106.

con los antidepresivos nuevos, como con los antiguos[367]. Incluso hubo otro grupo de investigadores que habían realizado un estudio con los mismos datos, con los estudios publicados y los no publicados enviados a la FDA, y sus resultados habían sido similares[368]. Incluso el NIMH había mostrado en 1990, que a los pacientes les iba mejor con psicoterapia que con antidepresivos[369].

Sin embargo, los trabajos de Kirsch generaron una gran polémica y un intenso debate[370]. Muchos médicos dejaron de prescribir desde entonces dichos medicamentos[371]. Mientras que otros, siguiendo su propia experiencia, consideraron que los fármacos funcionaban y por eso siguieron recetándolos. No pensamos que estén equivocados. Pero la cuestión

---

367. *Cf.* Smith, A. (1969), «Studies on the effectiveness of antidepressant drugs», *Psychopharmacology Bulletin,* 5, pp. 1-53; Raskin, A. (1970), «Differential response to chlorpromazine, imipramine, and placebo», *Archives of General Psychiatry,* 23, pp. 164-73; Thomson, R. (1982), «Side effects and placebo amplification», *British Journal of Psychiatry,* 140, pp. 64-8.

368. *Cf.* Khan, A. *et al.* (2000), «Symptom reduction and suicide risk in patients treated with placebo in antidepressant clinical trials», *Archives of General Psychiatry,* 57 (4), pp. 311-17; Khan, A. *et al.* (2001), «Symptom reduction and suicide risk in patients treated with placebo in antidepressant clinical trials: a replication analysis of the Food and Drug Administration Database», *International Journal of Neuropsychopharmacology,* 4 (2), pp. 113-18.

369. Shea, M.T. *et al.* (1992), «Course of depressive symptoms over follow-up. Findings from the National Institute of Mental Health Treatment of Depression Collaborative Research Program», *Archives of General Psychiatry,* 49 (10), pp. 782-87.

370. Hay que tener en cuenta que ya existían desde hace mucho tiempo estudios que mostraban resultados similares en los antidepresivos antiguos. Véase por ejemplo: Morris, J.B. (1974), «The efficacy of antidepressant drugs. A review of research (1958-1972)», *Archives of general psychiatry,* 30 (5), pp. 667-74; Rogers, S.C. (1975), «A statistical review of controlled trials of imipramine and placebo in the treatment of depressive illnesses», *British Journal of Psychiatry,* 127, pp. 599-603.

371. *Cf.* Kirsch, I. (2008b), *op. cit.*, pp. 219-22.

está, y es eso precisamente lo que queremos mostrar, en que los antidepresivos no funcionan porque mejoran la química del cerebro. Al contrario, lo hacen por el efecto placebo y de sedación que entrañan. En realidad, no son siginificativamente más eficaces que una pastilla de sacarina recetada por un profesional.

¿Qué ocurre a largo plazo con los antidepresivos?

Según parece, no sirve de mucho tomar antidepresivos a largo plazo. No sólo eso, la OMS concluye que en un año, a aquellos que tomaban antidepresivos les iba peor que a aquellos que no los habían tomado[372]. Parece que los sujetos que los toman de manera continuada en el tiempo ven acortados los intervalos entre episodios, haciendo que la depresión sea más frecuente y crónica[373]. Hay que tener en cuenta que en los estudios en los que se comparan sujetos que toman medicación con los que no, en realidad, se comparan sujetos que toman medicación con sujetos que han dejado de hacerlo en el momento de iniciar el estudio. Por lo que en este segundo grupo, el denominado grupo placebo, el síndrome de abstinencia y el efecto rebote son un importante factor de malestar que puede ser confundido con una recaída[374]. Aún así, no hay pruebas de que a los

---

372. Goldberg, D. *et al.* (1998), «The effects of detection and treatment on the outcome of major depression in primary care: a naturalistic study in 15 cities», *British Journal of General Practice*, 48, pp. 1840-844.
373. Van Scheyen, J.D. (1973), «Recurrent vital depressions», *Psychiatria, Neurologia, Neurochirurgia*, 76, pp. 93-112.
374. Viguera, A. (1998), «Discontinuing antidepressant treatment in major depression», *Harvard Review of Psychiatry,* 5, pp. 293-305; Fava, G.A. (2003), «Can long-term treatment with antidepressant drugs worsen the course of

sujetos que toman antidepresivos les vaya mejor en un año, ni siquiera a los más graves, a las mal llamadas «depresiones endógenas»[375].

El problema no sólo reside en que parece que no sirve de nada tomar antidepresivos a largo plazo, sino que encima puede ser problemático[376]. Ya hemos comentado que el cerebro se va adaptando a la presencia del fármaco y que lo hace intensificando lo que en un inicio era un problema. Cuanto más tiempo se consuma el fármaco, mayor será la vulnerabilidad a una nueva recaída por la modificación bioquímica producida en el cerebro[377]. Se crea así un estado depresivo refractario más resistente al tratamiento[378].

La cuestión es que, hasta el momento, se había hecho creer que todas estas modificaciones introducidas por los antidepresivos se debían más bien a la enfermedad que al tratamiento. Hagop Akiskal, considerado uno de los mayores expertos en patología afectiva por la corriente oficial, imponía su opinión al respecto: «los estudios clínicos sugieren tasas más altas de cronicidad, recurrencia

---

depression?». *Journal of Clinical Psychiatry*, 64 (2), pp. 123-33.

375. Moncrieff, J. (2013), *op. cit.*, Herder, p. 99.

376. *Cf.* Fava, G.A. (1994), «Do antidepressant and antianxiety drugs increase chronicity in affective disorders?», *Psychotherapy and Psychosomatics*, 61 (3-4), pp. 125-31.

377. *Cf.* Fava, G.A. (1995), «Holding on: depression, sensitization by antidepressant drugs, and the prodigal experts», *Psychotherapy and Psychosomatics*, 64 (2), pp. 57-61; Fava, G.A. (2003), «Can long-term treatment with antidepressant drugs worsen the course of depression?», *Journal of Clinical Psychiatry*, 64 (2), pp. 123-33.

378. El-Mallakh, R. (1999), «Can long-term antidepressant use be depressogenic?», *Journal of Clinical Psychiatry*, 60, p. 263.

y refractariedad de lo que previamente se creía»[379]. Es decir, él mismo sugiere que la concepción de la depresión no es la misma que la de hace unos años. Sin embargo, para él, esto se debe a que no se había visto correctamente su verdadero carácter. Esta opinión tiene unas importantes consecuencias, pues da paso a la sobremedicación a largo plazo. El problema está, como hemos visto, que los antidepresivos no sólo han ido creando el cuadro clínico de la depresión, sino que además han modificado su presentación clínica. Ésta se ha hecho más cíclica, más frecuente y más crónica.

El riesgo de los antidepresivos

Como hemos visto, los antidepresivos tienen un marcado efecto placebo. Pero además, al ser drogas activas, tienen una serie de efectos secundarios un tanto desagradables como la tensión, la extrañeza, la agitación y la inquietud que pueden llevar a un sujeto a cometer actos violentos como el suicidio o el homicidio[380]. En 1955, todo este conjunto de síntomas se agrupó por primera vez con el nombre de *acatisia*, que literalmente significa «incapacidad

---

379. Sadock, B.J., y Sadock, V.A. (eds.) (2009), *Kaplan & Sadock's Comprehensive Textbook of Psychiatry*, 9 ed., vol. 1, Filadelfia, Lippincott Williams & Wilkins, p. 1691.

380. Véase: Healy, D. *et al.* (2006), «Antidepressants and violence: problems at the interface of medicine and law», *PLOS Medicine*, 3(9), pp. 1478-487; Breggin, P.R. (2006), «How GlaxoSmithKline suppressed data on Paxil-induced akathisia: implications for suicidality and violence», *Ethical Human Psychology and Psychiatry*, 8 (2), pp. 91-100; Breggin, P.R. (2003/04), «Suicidality, violence and mania caused by Selective Serotonin Reuptake Inhibitors (SSRIs): a review and analysis», *International Journal of Risk & Safety in Medicine*, 16, p. 31-49.

para quedarse quieto»[381]. De hecho, desde el principio ya se asociaron los antidepresivos con el suicidio[382]. Sin embargo, desde la corriente oficial, como no cabría esperar de otra forma, se ha tendido a relacionar los intentos de suicidio con la enfermedad[383]. Por ejemplo, se suelen afirmar cosas como que «ninguna de las experiencias adversas de las que se ha informado en pacientes con fluoxetina se consideraron relacionadas con el fármaco»[384]. Aun así, se ha visto que los antidepresivos inducen al suicidio en personas que no están deprimidas[385]. En general, hay cada vez más evidencia de que gran parte de los fármacos psicotrópicos pueden precipitar la acatisia, siendo la fluoxetina la más propicia para ello hasta el momento[386]. En efecto, las primeras veces que se usó el Prozac (una de las marcas comerciales de la fluoxetina), se vio que los pacientes se agitaban e intentaban quitarse la vida, hecho que confirmaron con posterioridad los primeros estudios al respecto[387].

Todos estos hechos han llevado a las autoridades a obligar a los laboratorios a poner una advertencia en las cajetillas de los ISRS, la denominada *black box*. Principalmente, este hecho se ha constatado en niños y adolescentes, aunque también se ha visto en adultos. Quizás lo sorprendente sea

---

381. Healy, D. (2004), *op. cit.*, p. 13.
382. *Ibíd.*, p. 2.
383. Cornwell, J. (1996), *The Power to Harm*, Nueva York, Viking, p. 198.
384. Bremner, J.D. (1984), «Fluoxetine in depressed patients: a comparison with imipramine», *Journal of Clinical Psychiatry*, 45 (10), pp. 414-19, p. 417.
385. Healy, D. (2004), *op. cit.*, p. 4.
386. *Cf.* Healy, D. (1994), «The fluoxetine and suicide controversy: a review of the evidence», *CNS drugs*, 1 (3), pp. 223-31.
387. Healy, D. (2004), *op. cit.*, p. 13.

que los ISRS no son peores, en este sentido, que los demás antidepresivos[388]. Los antidepresivos no curan ni devuelven a la normalidad, crean un estado mental anormal. Nuestros problemas no los soluciona, pero sí nos anestesia y nos hace pasar de ellos.

La industria farmacéutica

Está claro que todos estos datos nos llevan a replantear muchas cosas que dábamos por supuesto. Si pasamos a la trastienda y reflexionamos sobre algunos de los argumentos que se han esgrimido para explicar cómo hemos ido generando este tipo de ideas, nos daremos cuenta de cosas como, por ejemplo, que la fuente de financiación puede ser el mejor predictor de los resultados en ensayos que comparan los ISRS[389]. Es decir, que los estudios en los que un antidepresivo demuestra su eficacia sobre otro, suelen estar financiados por el laboratorio que fabrica dicho fármaco. La industria farmacéutica siempre ha estado envuelta en sospechas y sus prácticas no han sido consideradas como las más adecuadas. Por ejemplo, no suele ser habitual publicar los resultados negativos de fármacos que se quieren sacar al mercado. Existen documentos internos de los propios laboratorios en los que, por ejemplo, se insta a retener los hallazgos que informan de que un fármaco determinado no tiene efectos beneficiosos[390].

---

388. Moncrieff, J. (2013), *op. cit.*, p. 102.
389. *Cf.* Freemantle, N. *et al.* (2000), «Predictive value of pharmacological activity for the relative efficacy of antidepressant drugs. Meta-regression analysis», *British Jounal of Psychiatry,* 177, pp. 292-302.
390. Kondro, W. y Sibbald, B. (2004), «Drug company experts advised staff to withhold data about SSRI use in children», *Canadian Medical Association*

En otro informe, al comprobar que un fármaco no era más efectivo que el placebo o que incluso era peor, se proponía que «sería comercialmente inaceptable declarar que la eficacia no se había demostrado»[391]. Las publicaciones de los estudios por parte de la industria suelen ser parciales y los resultados negativos no se suelen publicar o, si se publican, se hace de manera que parezca que son positivos[392].

Así las cosas, no es de extrañar que el que fuera editor y jefe ejecutivo de la *British Medical Journal*, Richard Smith, publicara un artículo titulado «Las revistas médicas son la extensión del departamento de marketing de las compañías farmacéuticas»[393]; o que el editor en su día del *Lancet*, Richard Horton, comentara que «las revistas se han convertido en operaciones de lavado de información para la industria farmacéutica»[394]; o que la antigua editora del *New England Jorunal of Medicine*, Marcia Angell, arremetiera contra la industria por haberse convertido en «una máquina de marketing»[395].

Journal, 170 (5), p. 783.

391. *Ibídem*.

392. Turner, E. H. *et al.* (2008), «Selective publication of antidepressant trials and its influence on apparent efficacy», *The New England Journal of Medicine*, 17, pp. 252-60. La industria utiliza todo tipo de estrategias para hacer que un fármaco parezca algo que realmente no es. Se puede consultar el informe llevado a cabo por el Comité de Salud del gobierno británico en 2004/05: «The influence of the Pharmaceutical industry», en https://bit.ly/2ELHow2 [consultado por última vez el 2 de mayo de 2017].

393. *Cf.* Smith, R. (2005), «Medical Journals Are an Extension of the Marketing Arm of Pharmaceutical Companies», *PLoS Medicine*, 2 (5), pp. 364-66.

394. *Cf.* Horton, R. (2004), «The dawn of McScience», *The New York Review of Books*, 51 (4), pp. 7-9.

395. Angell, M. (2004), *The truth about drug companies: How they deceive us and what to do about it*, Nueva York, Random House, p. XVIII.

¿Por qué se aprueban entonces los medicamentos? La FDA y la MHRA (Agencia Regulatoria de Medicamentos y Productos de Atención Médica de Gran Bretaña), tan sólo necesitan dos ensayos en los que el fármaco sea más efectivo que el placebo, pudiendo existir otros ensayos con resultados negativos, que se descartan. Además, no se necesita que la diferencia sea clínicamente significativa, puede ser de uno o dos puntos en la escala Hamilton[396]. A pesar de que se apelaba a limitar las prescripciones de antidepresivos, como por ejemplo lo hacía el NICE en su guía clínica de 2004, las prescripciones de antidepresivos aumentan cada vez más. En 1991 se prescribieron 10 millones de ISRS; en 2009, 40 millones[397]. Concluimos con Moncrieff, que no hay ninguna evidencia de que el incremento en la prescripción de antidepresivos haya tenido ninguna influencia en la prevalencia de la enfermedad[398].

Usos del medicamento

Más allá de la investigación a favor y en contra de los antidepresivos y de la desmitificación de su efecto como bala mágica para el tratamiento de la depresión, es cierto que su efecto tóxico como agente químico puede llegar a producir un alivio en determinados pacientes. Este resultado, por supuesto, seguramente se deba al efecto anestésico que producen. El efecto es tan grosero y general que difícilmente

---

396. Davies, J. (2013), *op. cit.*, p. 71.
397. Middleton, H. y Moncrieff, J. (2011), *op.cit.*
398. *Cf.* Moncrieff, J. (2002), «The antidepressant debate», *British Journal of Psychiatry*, 180 (3), pp. 193-94.

ningún fármaco pueda solucionar nada de la problemática real del paciente. En el mundo en el que vivimos, con sus prisas y sus necesidades de soluciones urgentes e inmediatas, hay veces en las que se hace necesario un efecto anestésico que mitigue el malestar de manera imperiosa. Por ello, hay veces en las que la pauta de un antidepresivo y un ansiolítico puede servir para mitigar los síntomas de forma inminente. Para eso, los antidepresivos pueden tener su función.

Por último, como una suerte de alquimia psiquiátrica, algunos de sus efectos secundarios pueden ser utilizados para producir otros efectos que pueden ayudar a desatascar el afecto penoso y la angustia. Por ejemplo, es conocido el efecto de algunos ISRS como retardadores de la eyaculación, lo cual para ciertas personas a dosis bajas puede ser una ayuda inicial para tratar el drama de la eyaculación precoz, el cual puede funcionar como desencadenante de la angustia o la depresión; o, al revés, personas mayores con problemas de erección que pueden encontrar una ayuda en el efecto priápico de la trazodona. En otras ocasiones, algunos pacientes politoxicómanos de larga duración pueden agradecer el tratamiento con antidepresivos hipnóticos sedantes para evitar el tratamiento con benzodiazepinas que, con toda seguridad, produciría dependencia y posible adicción. También, en ocasiones, pacientes que han sufrido un largo encamamiento o postración con merma de las facultades físicas y volitivas es posible que aprecien la pauta de algún antidepresivo más de tipo euforizante como los tricíclicos o los antidepresivos noradrenérgicos a fin de comenzar a retomar la actividad con un extra de energía.

Para finalizar, cabe insistir una vez más en que la farmacopea ha de estar al servicio de los pacientes y del clínico en el proceso terapéutico. La razón principal es evitar convertir a los enfermos en esclavos a la espera de unos efectos que no están comprobados. La química debe ser un aliado para ayudar a las personas de forma particular y en relación siempre a su propia historia.

4. La chispa de las psiquiatrías. La TEC

> *Peace and love is here to stay and now*
> *I can wake up and face the day.*
> *Happy-happy-happy all the time,*
> *shock treatment, I'm doing fine.*
>
> The Ramones

Gimme Gimme Shock Treatment es una canción de 1977, del grupo de punk rock neoyorquino The Ramones. La canción trata sobre alguien que cree estar enfermo y a punto de perder la cabeza, entonces escucha hablar a un amigo de un tratamiento que promete la felicidad. Después de probarlo, nuestro protagonista sólo encuentra paz y amor. «Dame, dame tratamiento de choque» es el estribillo de esta magnífica canción.

En realidad, estas estrofas ejemplifican muy bien las dos posturas contrapuestas que se han esgrimido a lo largo de toda la historia del que posiblemente sea el tratamiento más controvertido de la medicina. Especialmente indicada para la depresión, los partidarios de la terapia electroconvulsiva (TEC) prometen la felicidad mediante el que consideran uno de los tratamientos más eficaces y seguros de la profesión; sin embargo, sus detractores sostienen que no sólo no produce ninguna mejoría en el tiempo, sino que además provoca lesiones permanentes en el cerebro, lo que puede crear esa apariencia de felicidad deshumanizada a la que, de manera irónica parece hacer alusión la canción. Es decir, unos piensan que la TEC arregla lo que está mal, mientras que otros señalan los peligros para el funcionamiento normal del cerebro. En definitiva, de nuevo, la historia de las psiquiatrías.

En qué consiste la TEC

La TEC consiste en provocar convulsiones masivas en el cerebro por medio de una corriente eléctrica aplicada mediante electrodos ubicados en la cabeza. Lo importante en este tratamiento son las convulsiones, no la electricidad[399]. La técnica fue inventada por dos médicos italianos en 1938[400]. Éstos pensaban que la esquizofrenia y la epilepsia eran incompatibles, por lo que esperaban que la esquizofrenia pudiera remitir generando crisis convulsivas. Es sin duda llamativo que el método para generar las convulsiones lo tomaran directamente del matadero de Roma. Allí mataban a los cerdos mediante la aplicación de corrientes eléctricas en las sienes, lo que provocaba pérdida de conciencia y hacía convulsionar a los animales.

Cuando aplicaron la primera descarga a un paciente, éste reaccionó con un sobresalto y se desplomó en la cama. Los autores hablaron de repetir el experimento, «de improviso el paciente, comenta uno de ellos, que evidentemente había seguido nuestra conversación, dijo, clara y solemnemente, sin mostrar la falta de articulación en su discurso que había demostrado hasta entonces: "¡Otra vez no! ¡Es terrible!"»[401].

---

399. Giles, J. (2002), «Electroconvulsive Therapy and the Fear of Deviance», *Journal for the Theory of Social Behaviour*, 32 (1), pp. 61-87, p. 62.

400. *Cf.* Bini, L. (1938), «Experimental researches on epileptic attacks induced by the electric current», *American Journal of Psychiatry*, 94 (6S), pp. 172-74 (suppl.).

401. Este relato puede leerse en Szasz, T. (1971), «¿A quién sirve la

Uno de los autores, nervioso, pero sin inmutarse, aumentó el voltaje y apretó de nuevo el pulsador. El paciente convulsionó y dejó de respirar. Segundos después, tras una agónica espera, el paciente se sentó erguido y suspiró. Al preguntarle qué le había pasado contestó «no lo sé. Quizás me he dormido»[402], dando cuenta por vez primera del efecto del *electroshock* en la memoria a corto plazo.

A partir de este momento, surge una nueva técnica que constará de partidarios y detractores que sostendrán argumentos tan contradictorios que la convertirán en un procedimiento, cuanto menos, altamente sospechoso.

Qué dice la psiquiatría

En el manual de Kaplan y Sadock, uno de los textos de referencia más importantes en psiquiatría, se afirma que «la terapia electroconvulsiva (TEC) es [...] uno de los tratamientos para la depresión disponibles más efectivos y seguros»[403]. La efectividad y la seguridad son los dos argumentos principales para sostener el apoyo a dicha técnica. Así, respecto a la efectividad, podemos encontrarnos con aseveraciones del tipo: «La TEC sigue siendo el tratamiento más efectivo para la depresión mayor y un tratamiento rápido y efectivo para las

---

psiquiatría?», en Basaglia, F. y Basaglia, F. (1977), *Los crímenes de la paz*, México, Siglo XXI, p. 310.

402. *Cf.* Cerletti, U., (1956), «Electroshock therapy», en Sackler, A. M. *et al.* (eds.), *The Great Physiodynamic Therapies in Psychiatry: An Historical Reappraisal*, Nueva York, Hoeber-Harper, pp. 91-120.

403. Kaplan, H.I. y Sadock, B.J. (Eds.) (1995), *Comprehensive Textbook of Psychiatry*, vol. 2, 6ª ed., Baltimore, Williams & Wilkins, p. 2129.

condiciones psiquiátricas que amenazan la vida»[404]; o esta otra: «Hay una evidencia sustancial e incontrovertible de que el procedimiento de la TEC es un tratamiento efectivo en la enfermedad depresiva severa»[405]. De esta manera, la TEC se convierte en el tratamiento de elección para las «enfermedades depresivas severas cuando hay una necesidad urgente de tratamiento»[406]. Es más, haciendo gala de un gran entusiasmo por este tratamiento y de muy poca imparcialidad, Edward Shorter y David Healy lo presentan como «la penicilina de la psiquiatría»[407] y el tratamiento psiquiátrico más potente jamás descubierto.

Por lo que respecta a la seguridad, siempre ha existido el miedo de que la TEC provocara daño cerebral y pérdida de memoria permanente. Por eso el discurso de los partidarios en las últimas décadas ha sido el de proclamar que se trata de un procedimiento seguro y que no es sino un «mito urbano»[408] promovido por la antipsiquiatría que la TEC provoque lesión cerebral[409]. Así, nos encontramos con estudios de imágenes de resonancias magnéticas donde se concluye que no hay relación entre la TEC y el daño cerebral[410]. Cualquier daño

---

404. Sadock, B.J., Sadock, V.A. y Ruíz, P. (2009), *Kaplan & Sadock's Comprehensive Textbook of Psychiatry*, 9ª ed., Filadelfia, Wolters Kluwer, p. 3287.
405. Royal College of Psychiatrists, (1977), «Memorandum on the use of electroconvulsive therapy», *British Journal of Psychiatry,* 131, pp. 261-72, p. 266.
406. Scott, A.I. (ed.), (2009), *The ECT handbook*, Glasgow, The Royal College of Psychiatrists, p. 4.
407. Shorter, E. y Healy, D. (2007), *Shock therapy. A history of electroconvulsive treatment in mental illness*, Nueva Jersey y Londres, Rutgers University Press, p. 3.
408. *Ibídem*.
409. Sterling, P. (2000), «ECT damage is easy to find if you look for it», *Nature*, 403, p. 242.
410. Coffey, C.E., Weiner, R.D., *et al.* (1991), «Brain Anatomic Effects

cerebral o pérdida de memoria es considerada siempre como temporal, «la mayoría de los pacientes se recupera en unas semanas»[411]. De hecho, la APA, en 2001, niega la existencia de daño cerebral basado en «los datos acumulados relativos a los efectos estructurales de la TEC»; y añaden, además, que «el 'daño cerebral' no debería estar incluido como riesgo potencial del tratamiento»[412].

Respecto al mecanismo de acción, hace mucho tiempo que se abandonó la idea de que la esquizofrenia y la epilepsia fueran incompatibles. Desde entonces no se dispone de ninguna teoría acerca de cómo funciona. No obstante, esto no impide que se haya intentado dar explicaciones de lo más inverosímiles como que la TEC «modula el sistema de monoaminas»[413], o insinuar que incrementa los niveles de serotonina[414], algo totalmente engañoso y no demostrado[415], o que las terapias somáticas, como la TEC, curan los síntomas psiquiátricos mediante la actuación sobre los circuitos neuronales[416].

---

of Electroconvulsive Therapy. A Prospective Magnetic Resonance Imaging Study», *Archives of General Psychiatry*, 48, pp. 1013-021, p. 1013.

411. Shorter, E. y Healy, D. (2007), *op. cit.*, p. 3.

412. American Psychiatric Association Task Force on ECT (2001), *The practice of electroconvulsive therapy: Recommendations for treatment, training, and privileging*, 2ª ed., Washington, DC, APA. p. 102.

413. Scott, A.I. (ed.), (2009), *The ECT handbook*, Glasgow, The Royal College of Psychiatrists, p. 201.

414. *Cf.* Ishihara, K. y Sasa, M. (1999), «Mechanism underlying the therapeutic effects of electroconvulsive therapy (ECT) on depression», *Japanese Journal of Pharmacology*, 80 (3), pp. 185-89.

415. Johnstone, L. (2000), *Users and Abusers of Psychiatry*, 2ª ed., Londres, Routledge, p. 186.

416. Shorter, E. y Healy, D. (2007), *op. cit.*, p. 4.

Primeras críticas a la TEC

Los críticos de la TEC disienten profundamente en todas y cada una de estas afirmaciones, tanto en la seguridad y en la causa, como en la efectividad. Así, en primer lugar, si para los partidarios lo temporal era el daño cerebral, para los detractores lo es la efectividad[417]; en segundo lugar, si para los partidarios el mecanismo de acción era el reajuste del sistema monoaminérgico, para los detractores el cambio se deberá a la lesión cerebral y a la pérdida de memoria, pero no en el sentido de que el paciente se restablece, sino en el sentido de que el paciente se deshumaniza y aturde.

Los críticos sostienen, en contra de los partidarios[418], que los primeros signos de daño cerebral surgen en la investigación con animales. A pesar de que en dichos estudios los tratamientos siempre son más cortos y se usa una menor cantidad de electricidad que en la práctica clínica cotidiana[419], el daño cerebral resulta muy evidente[420]. Posteriormente, las lesiones se podrán constatar en personas. En 1976 John Friedberg publica el primer informe crítico

---

417. Sterling, P. (2000), «ECT damage is easy to find if you look for it», *Nature*, 403, p. 242.
418. *Cf.* Devanand, D.P., Dwork, A.J., Hutchinson, E.R., Bolwig, T.G. y Sackeim, H.A. (1994), «Does ECT alter brain structure?», *American Journal of Psychiatry*, 151 (7), pp. 957-70.
419. Breggin, P.R. (2010), «The FDA should test the safety of ECT machines», *International Journal of Risk & Safety in Medicine*, 22, pp. 89-92, p. 90.
420. Ferraro, A. y Roizin, L. (1949), «Cerebral Morphologic Changes in Monkeys Subjected to a Large Number of Electrically Induced Convulsions», *American Journal of Psychiatry*, 106 (4), pp. 278-84, p. 283; Hartelius, H. (1952), «Cerebral changes following electrically induced convulsions», *Acta Psychiatrica et Neuroligica Scandinavica*, 77 (suppl.), pp. 1-128.

sobre daño cerebral en la TEC[421]. En un trabajo posterior, recopilará los diferentes estudios en los que se observan daños cerebrales. Así, en la primera autopsia que se realiza se pueden ver lesiones similares a las observadas en los animales[422]; a partir de ahí, se fue informando de la existencia de diversas lesiones[423]; algunos hablaban de hemorragias en el lugar donde se había ubicado el electrodo[424]; otros investigadores han llegado a contabilizar 254 fatalidades producidas por el *electroshock*[425]; se ha hablado también de daño irreversible[426]; e incluso se ha informado sobre un paciente de 23 años que entró en coma 15 minutos después de un único *shock*. Se le había hecho un examen físico y neurológico previo, y la técnica de TEC era actual e impecable. Este joven nunca volvió a la consciencia[427]. Por

---

421. *Cf.* Friedberg, J. (1976), *Electroshock is not good for your brain*, San Francisco, Glide.

422. Friedberg, J. (1977), «Shock Treatment, Brain Damage, and Memory Loss: A Neurological Perspective», *American Journal of Psychiatry*, 134 (9), pp. 1010-14, p. 1011.

423. *Cf.* Alpers, B.J. y Hughes, J. (1942), «The brain changes in electrically induced convulsions in the human», *Journal of Neuropathology & Experimental Neurology*, 1, pp. 173-80; Ebaugh, F.G., Barnacle, C.H., Neubuerger, K.T. (1943), «Fatalities following electric convulsive therapy: report of two cases, with autopsy», *Archives of neurology & psychiatry*, 49 (1), pp. 107-17; Riese, W. (1948), «Report of two new cases of sudden death after electric shock treatment with histopathological findings in the central nervous system», *Journal of Neuropathology & Experimental Neurology*, 7 (1), pp. 98-100.

424. *Cf.* Larsen, E.F., Vraa-Jansen, G. (1953), «Ischaemic changes in the brain following electroshock therapy», *Acta Psychiatrica et Neurologica Scandinavica*, 28 (1), pp. 75-80.

425. *Cf.* Impastato, D.J. (1957), «Prevention of fatalities in electroshock therapy», *Diseases of the nervous system*, 18 (7), parte 2, pp. 34-75.

426. *Cf.* Allen, I.M. (1959), «Cerebral lesions from electric shock treatment», *The New Zealand Medical Journal*, 58, pp. 369-77.

427. *Cf.* McKegney, F.P. y Panzetta, A.F. (1963), «An unusual fatal outcome of

otro lado, se ha constatado en algunos casos anormalidades en el EEG (electroencefalograma) hasta seis meses después[428]; y se ha mostrado que la parte del cerebro shockeada podía ser adivinada en un ensayo a doble-ciego mirando los trazados del EEG[429]. Por último, como colofón a esta sangría eléctrica, se ha objetivado que el olvido podía llegar hasta treinta años atrás[430]; y se ha encontrado que los efectos de la TEC unilateral eran similares a los de la lobotomía temporal, con idéntica disfunción de la memoria y del aprendizaje[431].

Peter R. Breggin, uno de los autores más destacados en combatir este procedimiento y autor de la primera revisión completa de la literatura referida al daño cerebral tras la TEC, afirmaba que este procedimiento «produce siempre algún grado de lesión cerebral inmediata y disfunción mental, y frecuentemente el paciente nunca se recupera totalmente»[432]. De forma inexplicable, ni el estudio de Friedberg ni el de Breggin son citados por las diferentes revisiones de la APA.

---

electro-convulsive therapy», *American Journal of Psychiatry*, 120, pp. 398-400.

428. *Cf.* Blaurock, M.F., Lorimer, F.M., Segal, M.M. y Gibbs, F.A. (1950), «Focal electroencephalographic changes in unilateral electric convulsion therapy», *Archives of Neurology and Psychiatry*, 64 (2), 220-26.

429. *Cf.* Sutherland, E.M., Oliver, J.E. y Knight, D.R. (1969), «EEG, memory and confusion in dominant, no-dominant and bi-temporal ECT», *British Journal of Psychiatry*, 115 (526), pp. 1059-064.

430. Squire, L. (1973), «A thirty-year retrograde amnesia following electroconvulsive therapy in depressed patients», citado en Friedberg, J. (1977), «Shock Treatment, Brain Damage, and Memory Loss: A Neurological Perspective», *American Journal of Psychiatry*, 134 (9), pp. 1010-014, p. 1012.

431. *Cf.* Inglis, J. (1970), «Shock, surgery and cerebral asymmetry», *British Journal of Psychiatry*, 117 (537), pp. 143-48.

432. Breggin, P.R. (1986), «Neuropathology and cognitive dysfunction from ECT», *Psychopharmacology Bulletin,* 22 (2), pp. 476-79, p. 476.

Cómo se manifiesta el daño cerebral

El daño cerebral del que hablan estos autores es similar al de un traumatismo cerebral[433], un cuadro parecido «al síndrome post lobotomía»[434]. Los cambios que se observan en los pacientes, como la desinhibición, la euforia y el embotamiento eran los clásicos signos de lesión en el lóbulo frontal del cerebro[435]. También se ha dicho que «tras series de tratamientos quincenales el cuadro clínico se parece al de una lesión cerebral severa»[436]. Otros lo han relacionado con el daño cerebral que sufren los boxeadores[437]. Como manifestaciones de este traumatismo tenemos la «confusión inmediatamente después de la convulsión»[438], la pérdida de memoria reciente y remota[439], la apatía, la pérdida de iniciativa, las emociones insípidas o el delirium[440] con disrupción global del funcionamiento mental que se

---

433. *Cf.* Daniel, W.F. y Crovitz, H.F., (1986), «Disorientation during electroconvulsive therapy: technical, theoretical and neuropsychological issues», *Annals of the New York Academy of Sciences*, 462, pp. 293-306.

434. *Cf.* Salzman, L. (1947), «An evaluation of shock therapy», *American Journal of Psychiatry*, 103 (5), pp. 669-79.

435. *Cf.* McClelland, R.J. (1988), «Psychosocial sequaelae of head injury: anatomy of a relationship», *British journal of psychiatry*, 153, pp. 141-46.

436. *Cf.* Symonds, C. (1966), «Disorders of memory», *Brain*, 89 (4), pp. 625-40.

437. Templer, D.I. (1984), «ECT and brain damage: How much risk is acceptable?», *Behavioral and brain sciences*, 7 (1), p. 39.

438. Kalinowsky, L.B. (1975), «Electric and other Convulsive Treatments», en Arieti, S., Freedman, D.X. y Dyrud, J.E. (eds.), *American Handbook of Psychiatry*, vol. V, Nueva York, Basic Books, p. 1424.

439. Abrams, R. (1988), *Electroconvulsive therapy*, Nueva York, Oxford University Press, p. 130.

440. Breggin, P.R. (2008), *Brain-Disabling Treatments in Psychiatry*, 2ª ed., Nueva York, Springer, p. 232.

manifiesta en un EEG perturbado[441], que suele ser similar al de la epilepsia crónica severa, los estados tóxicos y otras enfermedades cerebrales serias[442], y además, es duradero e incluso permanente[443]. Hay que tener en cuenta que en la aplicación rutinaria el paciente despierta en un estado de delirium que es virtualmente indistinguible de cualquier otro traumatismo craneal, y que este estado es en sí indicativo de daño cerebral y de que las funciones mentales quedan alteradas[444]. Pero el daño cerebral también es patente en las autopsias[445] y se pueden constatar anormalidades estructurales en el cerebro como son el agrandamiento de los ventrículos laterales o la atrofia cortical[446].

---

441. *Cf.* Weiner, R.D. (1980), «The persistence of electroconvulsive therapy-induced changes in the electroencephalogram», *Journal of nervous and mental disease*, 68 (4), pp. 224-28.

442. *Cf.* Weiner, R.D., Rogers, H.J., Davidson, J.R. y Kahn, E.M. (1986), «Effects of electroconvulsive therapy upon brain electrical activity», *Annals of the New York Academy of Sciences*, 462, pp. 270-81, p. 273; Weiner, R.D., Rogers, H.J., Davidson, J.R. y Squire, L.R. (1986), «Effects of stimulus parameters on cognitive side effects», *Annals of the New York Academy of Sciences*, 462, pp. 315-25; Mosovitch, A., Katzenelbogen, S. (1948), «Electroshock therapy: clinical and electroencephalographic studies», *The Journal of Nervous and Mental Disease*, 107 (6), pp. 517-30.

443. Mosovitch, A., Katzenelbogen, S. (1948), *op. cit.*; Volavka, J; Feldstein, S; Abrams, R; Dornbush, R y Fink, M. (1972), «EEG and clinical change after bilateral and unilateral electroconvulsive therapy», *Electroencephalography and Clinical Neurophysiology*, 32 (6), pp. 631-39.

444. Breggin, P.R. (2010), *op. cit.*

445. Impastato, D.J. (1957), «Prevention of fatalities in electroshock therapy», *Diseases of the Nervous System*, 18, fascículo 7 parte 2, pp. 34-75; Mckegney, F.P. y Panzetta, A.F. (1963), «An unusual fatal outcome of electro-convulsive therapy», *The American Journal of Psychiatry*, 120, pp. 398-400.

446. *Cf.* Weinberger, D.R. *et al.* (1979), «Lateral cerebral ventricular enlargement in chronic schizophrenia», *Archives of General Psychiatry*, 36 (7), pp. 735-39.

Los test psicológicos también indican que la TEC causa daño cerebral permanente. La ejecución es inferior en el WAIS y en el Bender-Gestalt, lo que «sugiere que la TEC causa daño cerebral permanente»[447]. Las pérdidas de memoria son tanto importantes como permanentes[448].

Fueron numerosos los artículos publicados en revistas de psiquiatría durante los cuarenta y cincuenta en los que se documentaba tanto la discapacidad como el daño cerebral a largo plazo producido por la TEC[449]. En el campo de la neurología se conocen muy bien los efectos adversos de las convulsiones debidas a la epilepsia[450]. Así, los autores hablan de «gliosis del lóbulo temporal» y «pérdida neuronal»[451]; «disfunción neuronal progresiva y su pérdida»[452]; «pérdida y merma de células del

---

447. Templer, D., et al. (1973), «Cognitive functioning and degree of psychosis in schizophrenics given many electroconvulsive treatments», *British journal of psychiatry*, 123 (575), pp. 441-43, p. 441.

448. Johnsgard, K.W. (1989), *The Exercise Prescription for Depression and Anxiety*, Nueva York, Plenum Press, p. 88; Es inaceptable que Shorter y Healy traten de explicar la posición de los psicólogos frente a la TEC aludiendo a un interés por «destruir el único tratamiento que los psicólogos no podían proporcionar» (Shorter, E. y Healy, D. (2007), *op. cit.*, p, 242).

449. Jones, Y. y Baldwin, S. (1992), «ECT: Shock, lies and psychiatry», *Changes: An International Journal of Psychology and Psychotherapy*, 10, 2, pp. 126-35, p. 129.

450. Cohen, D. (2001), «Electroconvulsive Treatment, Neurology, and Psychiatry», *Ethical Human Sciences and Services*, 3 (2), pp. 127-29, p. 127.

451. *Cf.* Kendall, C., Everall, I., Polkey, C., & Al-Sarraj, S. (1999), «Glial cell changes in the white matter in temporal lobe epilepsy», *Epilepsy Research*, 36 (1), pp. 43-51.

452. Tasch, E., Cendes, F., Li, L.M., Dubeau, F., Andermann, F. y Arnold, D.L. (1999), «Neuroimaging evidence of progressive neuronal loss and dysfunction in temporal lobe epilepsy», *Annals of Neurology*, 45 (5), pp. 568-76, p. 568.

hipocampo»[453], en roedores[454]. El propio Richard Weiner, defensor acérrimo de la TEC, admitía que «los datos en conjunto, se deben considerar compatibles con la aparición de atrofia frontal tras la TEC»[455]. También admitía que «el enunciado de Breggin de que la TEC siempre produce un síndrome orgánico cerebral agudo es correcto»[456].

El cambio de discurso sobre el daño cerebral o pérdida de memoria de los investigadores

La cuestión del daño cerebral ha estado presente desde el inicio, eso es innegable. Lo sorprendente es que no fue introducida por los críticos, sino por los partidarios como ahora vamos a ver. Lo que no se entiende es cómo partidarios de la TEC, tiempo después, negaron este hecho sistemáticamente y pudieron llegar a realizar afirmaciones del tipo: «No se conoce caso alguno de daño cerebral asociado con la TEC»[457]. Resulta así sorprendente leer a Kalinowsky y Hoch decir que «no se ha presentado ninguna evidencia que indique secuelas mentales permanentes causadas por el tratamiento» y que «esta cuestión ha recibido una

---

453. Sloviter, R.S. (1999), «Status epilepticus-induced neuronal injury and network reorganization», *Epilepsia,* 40 supple. 1, pp. s34-s39, p. s34.

454. Mello, L.E. y Covolan, L. (1996), «Spontaneous seizures preferentially injure interneurons in the pilocarpine model of chronic spontaneous seizures», *Epilepsy Research,* 26 (1), pp. 123-29, p. 123; Bertram, E.H. (1997), «Functional anatomy of spontaneous seizures in a rat model of limbic epilepsy», *Epileasia,* 38 (1), pp. 95-105, p. 95.

455. Weiner, R.D. (1984), «Does electroconvulsive therapy cause brain damage?», *Behavioral and Brain Sciences,* 7 (1), pp. 1-22, p. 8.

456. *Ibíd.,* p. 42.

457. Shorter, E. y Healy, D. (2007), *op. cit.,* p. 104.

exagerada atención por parte de la prensa no especializada y por parte de aquellos que cuestionan los tratamientos orgánicos en base a razones teóricas»[458]. En efecto, ya desde el inicio, en la primera comunicación sobre la TEC en 1938, se comentaba que «las alteraciones encontradas por nosotros en los sistemas nerviosos de esos perros eran alteraciones extendidas y severas», algunas de ellas eran «irreversibles», y no sólo eso, sino que «estas mismas alteraciones pueden ser las responsables de la transformación favorable del cuadro psíquico mórbido»[459]. Es decir, no sólo constataban la existencia de daño cerebral, sino que, como ahora veremos, suponían que dicho daño era el responsable de los cambios producidos en los pacientes. Cuando se aplicó por primera vez el *electroshock* a los cerebros de personas, encontraron que el daño cerebral era tan masivo que no pudieron llevar a cabo satisfactoriamente sus estudios[460].

Entonces, en el discurso oficial se decía que los pacientes expuestos a la TEC volvían a su vida normal «a expensas de una reducción permanente de su eficiencia funcional»[461]. Para ejemplificar esta idea se usaba una metáfora ajedrecística, todo consistía en «sacrificar una pieza para ganar el juego»[462],

---

458. Kalinowsky, L. y Hoch, P. (1961), *Somatic Treatments in Psychiatry*, Nueva York, Grune & Stratton, p. 53.

459. Bini, L. (1938), *op. cit.*, pp. 173-74.

460. Cerletti, U. y Bini, L. (1940), «Le alterazioni istopatologiche del sistema nervoso in seguito all'E.S», *Rivista Sperimentale di Freniatria*, 64, p. 311. Citado en Breggin, P.R. (1979), *Electro-shock: Its Brain-Disabling Effects*, Nueva York, Springer Publishing Company, p. 41.

461. Kennedy, A. (1940), «A critical review: The treatment of mental disorders by induced convulsions», *Journal of Neurology and Psychiatry*, 3 (1), pp. 49-82, p. 77.

462. *Ibídem*.

o se explicaba de manera más clara y ajustada a los hechos: «La imbecilidad remplaza a la locura»[463]. Hoch comentaba: «Esto nos lleva por un momento a la discusión de la lesión cerebral producida por el electroshock [...] ¿No es necesario en este tipo de tratamiento una cierta cantidad de daño cerebral? La lobotomía indica que la mejora se produce por un daño definitivo en ciertas partes del cerebro»[464].

En 1950, sin embargo, el discurso cambia y se presenta una versión diferente de lo que se había dicho con anterioridad[465]. No se mencionan los estudios iniciales, se intenta mostrar que el tratamiento es inofensivo para los perros y se afirma que el daño cerebral no es permanente. A partir de entonces, los partidarios de la TEC fueron promulgando que este tratamiento era inofensivo y olvidaron los estudios iniciales. El propio Breggin da un ejemplo concreto. Dos conocidos expertos investigadores llevaron a cabo varios estudios sobre las consecuencias de la TEC en monos. Kalinowsky, uno de los principales promotores de la TEC, fue el encargado de realizar una revisión sobre la TEC en el conocido *Manual* de Arieti, en 1959. Allí, a pesar de citar 119 investigaciones, tan sólo menciona la primera investigación de estos dos expertos. Esta investigación, por supuesto, era mucho menos dañina que otras que llevaron a cabo. Kalinowsky también escribió en 1961 un libro junto a Paul Hoch, profesor y director del instituto donde estos expertos realizaron

---

463. *Cf.* Gordon, H.L. (1948), «Fifty shock therapy theories», *Military surgeon*, 103 (5), pp. 397-401.

464. Hoch, P. H. (1948), Discussion and concluding remarks. *Journal of Personality*, 17 (1), pp. 48-51, p. 48.

465. *Cf.* Cerletti, U. (1950), «Old and new information about electroshock», *American Journal Psychiatry*, 107, pp. 87-94.

su investigación. Aquí también, sólo se cita el primer artículo en el que se habla de «cambios neuronales de tipo reversible» y omiten decir que también se encontraron cambios de tipo *irreversible*[466]. Es decir, a partir de cierto momento, en los informes de revisión, los partidarios de la TEC solían omitir las referencias a los estudios que hablaban de daño cerebral[467].

El propio Max Fink, firme defensor de la TEC durante décadas, sostuvo siempre que el daño cerebral era el responsable del efecto terapéutico de la TEC[468], «la alteración del funcionamiento cerebral es el efecto central de la terapia de electroshock, así como su prerrequisito para el cambio de conducta»[469]. Decía que «la base bioquímica para la terapia convulsiva es similar a aquella del trauma craneal cerebral»[470] y que «los pacientes se vuelven más obedientes y aquiescentes con el tratamiento»[471]. Además planteaba que el 90% de los pacientes que mejoraban tenían un EEG anormal mientras duraba el tratamiento[472]. Es decir, para Fink, los pacientes que mostraban una mayor

---

466. Breggin, P.R. (1979), *op. cit.*, p. 45.
467. Breggin, P.R. (1981), «Disabling the Brain with Electroshock», en Dongier, M. Y. Wittkower, E., (Eds.), *Divergent Views in Psychiatry*, Hagerstown, Md, Harper and Row, p. 250.
468. Fink, M. (1957), «A unified theory of the action of the physiodynamic therapies», *Journal of Hillside Hospital,* 6, pp. 197-206, p. 204.
469. Fink, M., Kahn, R.L. y Green, M.A. (1958), «Experimental studies of the electroshock process», *Diseases of Nervous System,* 19, pp. 113-18, p. 116.
470. Fink, M. (1958), «Effect of anticholinergic agent, diethazine, on EEG and behavior; significance for theory of convulsive therapy», *A.M.A. archives of neurology & psychiatry,* 80 (3), pp. 380-87.
471. Fink, M. (1979), *Convulsive therapy,* Nueva York, Raven, p. 139.
472. Fink, M., Kahn, R.L. y Green, M.A. (1958), *op. cit.*, p. 114.

mejoría eran aquellos con mayor daño cerebral según el EEG y los estudios psicológicos, así como aquellos que tendían a desarrollar euforia y negación como mecanismo de defensa[473]. En efecto, Fink admite que la supuesta cura era en realidad un aumento persistente en esas rígidas defensas tras el trauma en el cerebro[474]. Sin embargo, en los informes de la APA de 1979 y 1990, en los que él participa, no se relaciona el daño cerebral con el tratamiento. Como recuerda Frank[475], era Fink quien sostenía en 1978 que «las principales complicaciones de la TEC son la muerte, el daño cerebral, el deterioro de la memoria y las convulsiones espontáneas. Estas complicaciones son similares a las que se producen tras un trauma craneal, con el que la EST ha sido comparada»[476]. Sin embargo, once años después reconocía en un puro acto de retórica: «No puedo probar que no haya daño cerebral (de la TEC). Tampoco puedo probar que no haya otros seres vivos en el universo. Pero los científicos han intentado probar ambos durante treinta años, y no han encontrado nada»[477].

También tenemos otro ejemplo de este cambio de perspectiva en las diferentes ediciones de otro manual de psiquiatría. En la primera edición de 1946, se decía que

---

473. Fink, M. (1974), «Induced seizures and human behavior», en Fink, M., Kety, S., McGaugh, J., et al., *Psychobiology of Convulsive Therapy*, Nueva York, Wiley, p. 12.

474. Breggin, P.R. (1979), *op. cit.*, p. 181.

475. Frank, L.R. (1994), «Shock 'Treatment': A Chronology of Psychiatric Abuse», en https://bit.ly/2qxHaV6 [consultado por última vez el 1 de noviembre de 2016], p. 19.

476. *Cf.* Fink, M. (1978), «Efficacy and Safety of Induced Seizures (EST) in Man», *Comprehensive Psychiatry*, 19 (1), pp. 1-18.

477. *Cf.* Rymer, R. (1989), «Electroshock», *Hippocrates*, 3 (2), pp. 64-72.

«hay posibilidades de dañar la sustancia cerebral» y de crear «lagunas de memoria que se pueden extender lejos en el pasado». Sin embargo, en la quinta edición del mismo manual, en 1962, la posibilidad de dañar el cerebro se convertía en algo «remoto» y temporal, y se decía que «la mayoría de estas lagunas de memoria desaparecían»[478].

¿La TEC provoca pérdida de memoria?

Desde la psiquiatría oficial, si bien se reconocen los problemas de memoria causados por la TEC, se suelen plantear como temporales: «Finalmente se produce la recuperación total de la memoria. Las investigaciones psicológicas indican que no existe ninguna disfunción intelectual consecuente a la terapia eléctrica convulsiva»[479]. El NIMH (Instituto Nacional de Salud Mental de los EE. UU.) concluye que la afectación de la memoria es temporal y reversible[480]. Fink plantea que las pérdidas de memoria son injustificadas y que no juegan ningún papel en el cambio de conducta ni en el pronóstico[481]. No obstante, existen algunos autores dentro del discurso oficial que sostienen

---

478. Beccle. H.C. (1946), *Psychiatry: theory and practice for nurses,* Londres, Faber; Beccle. H.C. (1962), *Psychiatry: theory and practice for nurses,* 5ª ed., Londres, Faber. Citados en Jones, Y. y Baldwin, S. (1992), «ECT: Shock, lies and psychiatry», *Changes: An International Journal of Psychology and Psychotherapy,* 10, 2, pp. 126-35, p. 129.
479. Kolb, L.C. (1973), *Modern Clinical Psychiatry,* 8ª ed., Filadelfia, Saunders, p. 642.
480. Breggin, P.R. (1979), *op. cit.*, p. 13.
481. *Cf.* Fink, M. (1977), «Myths of 'shock therapy'», *American Journal of Psychiatry,* 134 (9), pp. 991-96.

que la pérdida es permanente[482] y de diferentes grados[483]. El que fuera primer presidente de la Asociación Mundial de Psiquiatría, sostenía que la amnesia se correlacionaba con la estabilidad de la recuperación[484]. Tenemos que tener en cuenta que la memoria no se suele medir en los procedimientos rutinarios del TEC, pero en los cincuenta, cuando sí se medía, las pérdidas de memoria eran marcadas, prolongadas[485] y permanentes tanto para acontecimientos recientes como para los remotos[486]. Pero en general, existen muchos estudios que demuestran la existencia de serias y duraderas pérdidas de memoria tras la TEC[487] y a veces se ha

---

482. Silver, J.M., Yudofsky, S.C. y Hurowitz, G.I. (1994), «Psychopharmacology and Electroconvulsive Therapy», en Hales, R.E., Yudofsky, S.C. y Talbott, J.A. (1994), *The American Psychiatric Press Textbook of Psychiatry*, 2ª ed., Washington D.C., American Psychiatric Press, p. 987.

483. Shorter, E. y Healy, D. (2007), *Shock therapy. A history of electroconvulsive treatment in mental illness*, Nueva Jersey y Londres, Rutgers University Press, p. 104.

484. Cameron, E. (1960), «Production of differential amnesia as a factor in the treatment of schizophrenia», *Comprehensive Psychiatry*, 1, pp. 26-34, p. 26.

485. *Cf.* Janis, I.L. (1950), «Psychologic effects of electric convulsive treatments: (I. Post-Treatment Amnesias)», *The Journal of Nervous and Mental Disease*, III (5), pp. 359-82; Janis, I.L. (1950), «Psychologic effects of electric convulsive treatments: (II. Changes in Word Association Reactions)», *The Journal of Nervous and Mental Disease*, III (5), pp. 383-97.

486. *Cf.* Janis, I.L. y Astrachan, M. (1951), «The effects of electroconvulsive treatments on memory efficiency», *Journal of Abnormal and Social Psychology*, 46 (4), pp. 501-11.

487. *Cf.* Brunschwig, L., Strain, J.J. y Bidder, T.G. (1971), «Issues in the assessment of post-ECT memory changes», *British Journal of Psychiatry*, 119 (548), pp. 73-4; Daniel, W.F., Crovitz, H.F., Weiner, R.D. y Rogers, H.J. (1982), «The effects of ECT modifications on autobiographical and verbal memory», *Biological Psychiatry*, 17 (8), pp. 919-24; Taylor, J.R., Tompkins, R., Demers, R. y Anderson, D. (1982), «Electroconvulsive therapy and memory dysfunction: is there evidence for prolonged defects?», *Biological Psychiatry*, 17 (10), pp. 1169-193; Squire, L.R. (1986), «Memory functions as affected by electroconvulsive therapy», *Annals of the New York Academy of Sciences*, 462, pp. 307-14; Squire, L.R. y Slater, P.C. (1983), «Electroconvulsive therapy

llegado a desaconsejar su uso para pacientes que se ganan la vida con el trabajo mental[488].

El estudio clave es el que realizan Harold Sackeim y sus colaboradores en 2007. Hay que recordar que Sackeim había sido un firme defensor y promotor de la TEC durante décadas y probablemente sea aún hoy el mayor experto que hay en esta técnica[489]. En dicho estudio demostraban que, tras un seguimiento de 347 pacientes que habían recibido *electroshock*, la TEC causaba disfunción y daño cerebral *permanente* (los sujetos fueron evaluados seis meses después del tratamiento)[490]. La TEC afectaba a los recuerdos autobiográficos, a la retención de información nueva aprendida, al tiempo de reacción simple y al estado cognitivo global. Muchos de los pacientes también mostraban anormalidades persistentes en los EEG. Si bien los autores recuerdan que hacía tiempo que se había demostrado que algunos pacientes experimentaban una densa amnesia retrógrada que se extendía varios años[491]. Tal y como concluye Breggin, en la lectura que hace de este

---

and complaints of memory dysfunction: a prospective three-year follow-up study», *British Journal of Psychiatry,* 142, pp. 1-8.

488. *Cf.* Valentine, M. (1968), «A comparison of techniques in electroconvulsive therapy», *British journal of psychiatry,* 114 (513), pp. 989-96.

489. Shorter, E. y Healy, D. (2007), *op. cit.*, p. 243.

490. *Cf.* Sackeim, H., Prudic, J., Fuller, R., Keilp, J., Lavori, P., y Olfson, M. (2007), «The cognitive effects of electroconvulsive therapy in community settings», *Neuropsychopharmacology,* 32, pp. 244-54.

491. *Cf.* Donahue, A.B. (2000), «Electroconvulsive therapy and memory loss: a personal journey», *Journal of ECT,* 16 (2), pp. 133-43; Sackeim, H.A. (2000), «Memory and ECT: from polarization to reconciliation», *Journal of ECT,* 16 (2), pp. 87-96.

estudio, las estadísticas muestran que un gran porcentaje de pacientes fueron significativamente dañados[492].

Como comentan Sackeim y colaboradores, algunas autoridades partidarias de la TEC habían argumentado que con la introducción de la anestesia general y demás modificaciones[493] se había conseguido reducir la duración de los efectos cognitivos así como la persistencia de los efectos de memoria[494]. Sin embargo, su estudio se convierte en el primero en proporcionar evidencia en una gran muestra de que los efectos cognitivos adversos de la TEC pueden ser persistentes[495]. En este sentido, es absolutamente inaceptable que autores de la talla de Shorter y Healy, planteen que la pérdida de memoria se deba simplemente a la sugestión, al hecho de que como uno ha escuchado que la TEC produce pérdida de memoria entonces acabará perdiéndola tras el tratamiento[496].

---

492. Breggin, P.R. (2007), «ECT Damages the Brain: Disturbing News for Patients and Shock Doctors Alike», *Ethical Human Psychology and Psychiatry*, 9 (2), pp. 83-6, p. 83.
493. La TEC modificada se refiere a la introducción de cambios tecnológicos en el procedimiento, como son la menor cantidad de estímulos eléctricos, la ubicación unilateral de los electrodos en el hemisferio no dominante, el uso de anestesia general, la oxigenación y la monitorización cardiovascular.
494. *Cf.* Abrams R (2002). *Electroconvulsive Therapy*, Nueva York, Oxford University Press; Fink M (2004). *Electroshock: Healing Mental Illness*, Nueva York, Oxford University Press.
495. Sackeim, H., Prudic, J., Fuller, R., Keilp, J., Lavori, P., & Olfson, M. (2007), «The cognitive effects of electroconvulsive therapy in community settings». *Neuropsychopharmacology*, 32, pp. 244-54, p. 253.
496. Shorter, E. y Healy, D. (2007), *op. cit.*, p. 244.

La TEC modificada, ¿peor incluso?

Los partidarios de la TEC sostienen que las pérdidas de memoria son difíciles de objetivar[497], pero no se puede obviar que más de la mitad de los pacientes que han recibido este tratamiento después de varios años informan de problemas de memoria[498]. Además, hay que tener en cuenta que las pruebas de memoria que se suelen usar para evaluar la memoria suelen ser pruebas de memoria verbal y la TEC no dominante o unilateral se aplica en el hemisferio derecho del cerebro, precisamente, donde no se ubican las funciones verbales[499]. La parte no dominante del cerebro tiene que ver con la memoria visual, la espacial, la musical, la intuición, la integración del conocimiento, la iniciativa, el tono emocional, la creatividad y la personalidad. De hecho, cuando se ha medido la memoria visual, por ejemplo, se han encontrado pruebas de lesiones[500].

Debido a todas estas cuestiones, es normal que algunos se pregunten si «¿Justifican las posibilidades de una corta remisión de la depresión los riesgos de interferir en la memoria de los pacientes?»[501] En 1997, un documento

---

497. American Psychiatric Association (1978), *Task force on electroconvulsive therapy*, Washington, D.C., American Psychiatric Association.
498. Squire, L.R. (1982), «Memory and electroconvulsive therapy», *The American Journal of Psychiatry*, 139 (9), p. 1221; Freeman, C.P. y Kendell, R.E. (1980), «ECT: I. Patients' experiences and attitudes», *British Journal of Psychiatry*, 137 (8), pp. 8-16.
499. Breggin, P.R. (1986), «Brain Damage From Nondominant ECT», *American Journal of Psychiatry*, 143 (10), pp. 1320-321, p. 1321.
500. Squire, L.R. (1982), «Memory and electroconvulsive therapy», *The American Journal of Psychiatry*, 139 (9), p. 1221.
501. Pinel, J.P. (1984), «After forty five years ECT is still controversial»,

oficial de la *American Psychological Association* planteaba que «la TEC continuaba siendo controvertida» y que «los efectos secundarios más serios e inquietantes son la confusión y la pérdida de memoria que ocurren en prácticamente todos los casos»[502].

En la TEC modificada se suele presentar como un tratamiento más seguro y diferente de los crueles experimentos de 1938. Pero lo que ocurre es que con los relajantes musculares y la anestesia se seda el cerebro, lo que dificulta producir convulsiones[503] y se requieren más tratamientos[504]. Esta circunstancia hace que se tenga que incrementar el voltaje, aumentando el daño cerebral[505]. El propio Harold Sackeim abogó por aplicar dosis eléctricas más elevadas «a la antigua manera»[506]. Además, carece por completo de sentido pensar que si ubicamos los electrodos en un hemisferio del cerebro causará menos daño que si lo ubicamos en el otro, como si pudiéramos hablar de que una parte del cerebro es menos valiosa que la otra[507]. Tenemos

---

Behavioral and brain sciences, 7 (1), pp. 30-1, p. 31.

502. Winick, B.J. (1997), *The right to refuse mental health treatment,* Washington, D.C., American Psychological Association, p. 91.

503. Saltzman, C., *et al.* (1955), «Modification of Electroshock Therapy by Succinylcholine Chloride», *Diseases of the Nervous System,* 16 (5), pp. 153-56, p. 154.

504. *Cf.* Gregory, S., Shawcross, C.R. y Gill, D. (1985), «The Nottingham ECT study: A double-blind comparison of bilateral, unilateral and simulated ECT in depressive illness», *British Journal of Psychiatry,* 146, pp. 520-24.

505. Breggin, P.R. (2010), *op. cit.*

506. Sackeim, H.A., *et al.* (1993), «Effects of stimulus intensity and electrode placement on the efficacy and cognitive effects of electroconvulsive therapy», *New England Journal of Medicine,* 328 (12), pp. 839-46, p. 839.

507. Jones, Y. y Baldwin, S. (1992), «ECT: Shock, lies and psychiatry», *Changes: An International Journal of Psychology and Psychotherapy,* 10, 2, pp. 126-35, p. 127.

que tener en cuenta que los daños en el hemisferio derecho pasan más desapercibidos porque se encarga de funciones de las que uno no es tan fácilmente consciente, pero son funciones que nos definen como personas. A esto alude, según nuestra interpretación, la canción con la que comenzábamos este capítulo. Por obtener unos supuestos beneficios, que veremos ahora hasta qué punto son tales, sacrificamos nuestra humanidad. La TEC provoca daño cerebral y este daño suele ser permanente, esto produce un embotamiento emocional o una euforia inducida de modo traumático que es la causa del supuesto beneficio[508]. Sin pérdida de memoria no hay cura[509].

Pero la TEC, ¿es efectiva?

Una vez llegados a este punto, tras comprobar que la TEC es un tratamiento, cuanto menos, muy sospechoso, podemos preguntarnos si, en realidad, al menos existen datos sobre la eficacia para seguir utilizándola. Es decir, los partidarios sostienen que se trata de una cuestión pragmática, que su uso es porque funciona[510], a pesar de que pueda deberse al daño cerebral que provoca, como hemos visto. Veamos entonces, ¿es efectiva la TEC? Es sorprendente comprobar, como hemos señalado al inicio del presente capítulo, que los partidarios de

---

508. Breggin, P.R. (2008), *op. cit.*, p. 224.
509. Thigpen, C.H. (1976), «Letter», *Convulsive Therapy Bulletin*, 1, p. 40.
510. John Read analiza esta cuestión, en muchos estudios las mejorías se miden preguntando a los propios psiquiatras, con la consecuente contradicción que supone preguntar sobre la adecuación de algo que ellos mismos han prescrito (Read, J. (2006), «La terapia electroconvulsiva», en Read, J., Mosher, L.R. y Bentall, R.P. (eds.), *op. cit.*, p. 106).

la TEC sostengan que resulta ser un tratamiento altamente eficaz[511]; y a la vez escuchar, como comenta Breggin[512], que los ensayos clínicos controlados no pudieron encontrar ningún efecto positivo más allá de cuatro semanas[513]. Esas cuatro semanas corresponden al período del delirium agudo y puede que el embotamiento emocional o la euforia se tomen por una mejoría clínica, pues el paciente ya no se queja y presenta un humor artificial elevado.

Es difícil poder mostrar que los efectos supuestamente beneficiosos persistan más allá de unos pocos meses[514]. La tasa de recaídas en un estudio fue del 50% seis meses después del tratamiento, a pesar de que los pacientes estaban en tratamiento farmacológico[515]. Otro estudio mostraba que «sin un tratamiento activo, virtualmente, todos los pacientes que habían remitido recaían en los seis meses posteriores a la TEC»[516]. Comenta Frank[517] que sobre la cuestión de la duración de los beneficios de la TEC, Weiner,

---

511. Como comenta Peter C. Gøtszche, la calidad de los ensayos en los que se basan es muy deficiente (Gøtszche, P.C. (2016), *Psicofármacos que matan y denegación organizada*, Barcelona, Los libros del lince, p. 240).

512. Breggin, P.R. (2010), *op. cit.*

513. *Cf.* VVAA (1985), «Consensus conference. Electroconvulsive therapy», *Journal of the American Medical Association*, 254 (15), pp. 2103-108.

514. *Cf.* Crow, T.J., y Johnstone, E.C. (1986), «Controlled trials of electroconvulsive therapy», *Annals of the New York Academy of Sciences*, 462, pp. 12-29.

515. Fink, M. (1999), *Electroshock: Restoring the Mind*, Nueva York, Oxford University Press, p. 12.

516. Sackeim, H.A., *et al.* (2001), «Continuation pharmacotherapy in the prevention of relapse following electroconvulsive therapy», *Journal of the American Medical Association*, 285 (10), pp. 1299-307, p. 1299.

517. Frank, L.R. (1990), «Electroshock: Death, Brain Damage, Memory Loss, and Brainwashing», *The Journal of Mind and Behavior*, 11 (3 y 4), pp. 489-512, p. 497.

en un destacado artículo de revisión, fue incapaz de citar un único estudio sobre los beneficios de la TEC a largo ni a medio plazo[518]. Los estudios son siempre de corta duración y el seguimiento es de pocas semanas[519]. Si el seguimiento es más largo «prácticamente todos los pacientes que habían remitido recaen 6 meses después de suspender la TEC»[520], lo cual cuestiona su valor como tratamiento psiquiátrico[521]. Tampoco sirve de mucho dar TEC de mantenimiento, los índices de recaída siguen siendo muy elevados[522].

Si analizamos la literatura sobre la TEC controlada con placebo en la depresión lo que comprobamos es que ningún estudio ha demostrado una diferencia significativa entre la TEC real y el placebo (falsa TEC[523]) un mes después del tratamiento[524]. De esta manera, se puede

---

518. *Cf.* Weiner, R.D. (1984), «Does electroconvulsive therapy cause brain damage?», *Behavioral and Brain Sciences,* 7 (1), pp. 1-22.

519. *Cf.* UK ECT Review Group (2003), «Efficacy and safety of electroconvulsive therapy in depressive disorders: A systematic review and meta-analysis», *Lancet,* 361, pp. 799-808.

520. Sackeim, H.A. *et al.*, (2001), *op. cit.*, p. 1299.

521. Bentall, R.P. (2011), *op. cit.*, p. 377.

522. *Cf.* Kellner, C.H. *et al.* (2007), «Continuation electroconvulsive therapy vs. pharmacotherapy for relapse prevention in major depression: A multisite study from the Consortium for Research in Electroconvulsive Therapy (CORE)», *Archives of General Psychiatry,* 63 (12), pp. 1337-344.

523. En el falso TEC los pacientes reciben un anestésico general, se les conecta a la máquina, se aprieta el botón, pero no circula ninguna corriente.

524. Hay que tener en cuenta que, paradójicamente, se ha propuesto no realizar estudios controlados con placebo con el pretexto de no ser una práctica ética, en el sentido de no ser éticamente sostenible no ofrecer un tratamiento que se sabe eficaz. ¿Cómo sabemos que es un tratamiento eficaz si no podemos poner a prueba esa eficacia con el placebo porque no es ético no poder dar un tratamiento eficaz? Razonamiento que se convierte en un completo absurdo (*Cf.* Read, J. (2006), «La terapia electroconvulsiva», en Read, J., Mosher, L.R. y Bentall, R.P. (eds.), *op. cit.*, p. 106).

concluir que las afirmaciones en los manuales y en los artículos de investigación de que la TEC es efectiva no son consistentes con los datos publicados[525]. Hay un estudio muy exhaustivo donde se revisan todos los trabajos bien hechos (aleatorización, doble ciego, etc.) que comparan la TEC con la falsa TEC. Se pone de manifiesto una notable contradicción. Los autores afirman, Sackeim entre ellos, que «un extenso número de datos controlados apoyan la eficacia y la seguridad de la TEC en el tratamiento de la depresión mayor y en otros trastornos psiquiátricos severos»[526]. Para ello, citan un artículo en el que la TEC era superior a todos los grupos de comparación[527]. Estos datos no concuerdan con lo publicado por el propio Sackeim unos años después, donde concluye que si no se sigue con el tratamiento de mantenimiento todos los pacientes recaen seis meses después[528]. De los 316 pacientes que realizaron el estudio, sólo 28 mantuvieron su remisión, de los cuales, 24 seguían en tratamiento farmacológico y cuatro tenían un placebo. Con estos datos es difícil sostener que la TEC sea extraordinariamente efectiva.

Las conclusiones de este estudio sobre la falsa TEC son apabullantes. La TEC no es más eficaz que el placebo excepto en el momento en el que se está administrando, ahí tan sólo es

---

525. *Cf.* Ross, C.A. (2006), «The Sham ECT Literature: Implications for Consent to ECT», *Ethical Human Psychology and Psychiatry*, 8 (1), pp. 17-28.
526. Rudorfer, M.V., Henry, M.E. y Sackeim, H.A. (2003), «Electroconvulsive therapy», en Tasman, A., Kay, J. y Lieberman, A. (Eds.), *Psychiatry*, 2ª ed., Chichester, Wiley, pp. 1865-901, p. 1865.
527. *Cf.* Janicak, P.G., *et al.* (1985), «Efficacy of ECT: A meta-analysis», *American Journal of Psychiatry*, 142, pp. 297-302.
528. Sackeim, H.A., *et al.* (2001), *op. cit.*

marginalmente superior y puede deberse a que los sujetos están confusos y desorientados. Esa diferencia desaparece durante los seis meses siguientes[529]. Ésta es la cuestión crucial pues los propios psiquiatras admiten la alta tasa de recaídas, por eso no hay estudios controlados que muestren ningún beneficio más allá de cuatro semanas. Y, lo que es problemático, es que esto no se da nunca a conocer a las familias[530]. También se aporta un dato interesante y es que en dos estudios de revisión que se realizaron previamente sobre estos ensayos se trató de mostrar que la TEC era superior a la falsa TEC, pero que una vez analizados los datos se ve que no concuerdan con los de los estudios originales. Lo más sorprendente aún es que en uno de esos ensayos aleatorizados controlados, se concluía que «los resultados confirman que muchas enfermedades depresivas a pesar de ser severas pueden tener un resultado favorable con cuidados de enfermería y médicos intensivos incluso en ausencia de tratamientos físicos»[531].

Muertes por TEC

Finalmente, hay una última cuestión que resulta imprescindible comentar. Los partidarios de la TEC suelen afirmar que este tratamiento es altamente efectivo en la

---

[529]. Buchan, H., Johnstone, E., McPherson, K., Palmer, R.L., Crow, T. y Brandon, S. (1992), «Who benefits from electroconvulsive therapy?», *British Journal of Psychiatry*, 160, pp. 355-59, p. 355.
[530]. Johnstone, L. (2000), *op. cit.*, p. 187.
[531]. Johnstone, E.C., Deakin, J.F.W., Lawler, P., Frith, C.D., Stevens, M., McPherson, K. y Crow, T.J. (1980), «The Northwick Park electroconvulsive trial», *The Lancet*, 2, pp. 1317-320, p. 1319.

ideación suicida[532], que previene el suicidio. Sin embargo, si atendemos a los estudios nos damos cuenta, a pesar de la escasez o la nula literatura sobre el hecho de que la TEC mejore la tasa de suicidios[533], que no sólo no parece aportar ningún beneficio sino que además incrementa el riesgo de muerte voluntaria. A esta conclusión llegaron los autores del estudio más completo del que disponemos. Mostraron un aumento general en la tasa de suicidio en pacientes a los que se les había dado TEC: «En general, la tasa de suicidio [...] era casi 10 veces más elevada si el paciente había recibido descargas en los 7 días anteriores al suicidio [...] Los pacientes tratados con TEC durante la pasada semana tenían un riesgo de suicidio muy elevado en comparación con otros pacientes»[534]. En otro estudio, se comprobaba que no había diferencias significativas en la tasa de suicidio para los pacientes depresivos tratados con TEC[535]. Otros concluyen que los resultados, así como el examen de la literatura, «no apoya la creencia común de que la terapia electroconvulsiva ejerce a largo plazo efectos protectores contra el suicidio»[536]. Resulta de nuevo muy sorprendente que las autoridades psiquiátricas hagan caso omiso de estas investigaciones.

Se suele afirmar, de manera oficial, que el riesgo de muerte

---

532. Shorter, E. y Healy, D. (2007), *op. cit.*, p. 3.
533. Breggin, P.R. (2008), *op. cit.*, p. 226.
534. Munk-Olsen, T., Laursen, T.M., Videbech, P., Mortensen, P.B. y Rosenberg, R. (2007), «All-cause mortality among recipients of electroconvulsive therapy», *British Journal of Psychiatry*, 190, pp. 435-39, p. 437.
535. *Cf.* Black, D.W., Winokur, G., *et al.* (1989), «Does Treatment Influence Mortality in Depressives?: A Follow-up of 1076 Patients with Major Affective Disorders», *Annals of Clinical Psychiatry*, 1 (3), pp. 165-73.
536. Milstein, V., Small, J.G., Small, I.F. y Green, G.E. (1986), «Does ECT prevent suicide?», *Convulsive Therapy*, 2 (1), pp. 3-6, p. 3.

por TEC es de 1 por 10.000⁵³⁷. Sin embargo, Ross comenta que Frank, en 1978, en una revisión de 28 artículos sobre las cifras de muerte de la TEC hablaba de 1 por 1.447⁵³⁸; que Pippard y Ellam, en 1981, hablaban de 1 por 648,5⁵³⁹; que para Breggin, en 1979, la tasa era de 1 por 212⁵⁴⁰; y Strensrud, en 1958, hablaba de 1 por 298⁵⁴¹. Como comenta Frank⁵⁴², respecto a las muertes, la APA dice que es 1 de 10.000, sin embargo, en Texas, donde los psiquiatras tienen que dar cuenta de todas las muertes ocurridas en los 14 días posteriores a la TEC, se vio que entre 1993 y 1996 murieron 21 personas de 2.000 pacientes⁵⁴³. Lo cual es bastante revelador.

El daño subjetivo producido por la pérdida de recuerdos significativos del pasado y por la incapacidad de aprender y recordar en el presente puede ser uno de los motivos para tomar la terrible decisión de quitarse la vida. Sabemos que Ernest Hemingway, que se mató con una escopeta después de ser dado de alta en la Clínica Mayo tras la segunda serie de TEC, atribuía su muerte a la desesperación que le producía

---

537. Rudorfer, M.V., Henry, M.E. y Sackeim, H.A. (2003), *op. cit.*, p. 1884.
538. *Cf.* Frank, L. (1978). *The history of shock treatment,* San Francisco, Frank.
539. *Cf.* Pippard, J., y Ellam, L. (1981), *ECT in Great Britain,* Londres, Gaskell.
540. *Cf.* Breggin, P. (1979), *op. cit.*
541. *Cf.* Strensrud, P. (1958), «Cerebral complications following 24.562 convulsion treatments in 893 patients», *Acta Psiquiatrica Neurologica Scandinavica,* 33, pp. 115-26.
542. *Cf.* Frank, L.R. (2002), «Electroshock: A Crime Against the Spirit», *Ethical Human Sciences and Services: An International Journal of Critical Inquiry,* Primavera, pp. 63-71.
543. Boodman, S.G. (1996), «Shock therapy... It's back», *Washington Post,* 24 de septiembre, pp. 14-20. p. 20.

la destrucción de la memoria tras la TEC, lo cual le había imposibilitado escribir[544].

Es de destacar que haya sido uno de los inventores del electroshock quien finalmente haya propuesto su abolición. En un obituario, se le citaba: «cuando veía la reacción de los pacientes, pensaba para mí: '¡Esto debería abolirse!' Desde entonces he esperado el momento en el que otro tratamiento reemplace el electroshock»[545]. Resulta, no obstante, curioso cuanto menos, que se siga citando a los partidarios de la TEC, como por ejemplo, Max Fink y Robert Abrams, a pesar de que se haya desmentido abiertamente lo que dichos autores llevan sosteniendo desde hace décadas. Como comenta Breggin, el propio Robert Abrams además, dejó de ser citado como experto defensor de la TEC en los juicios de demandas de pacientes contra profesionales que utilizaron dicha técnica cuando se descubrió que era propietario de una compañía de máquinas de *shock*[546]. Una de esas máquinas, irónicamente para nosotros, se llama «Thymatron» (*Somatics Inc.*). Pero su caso no es el único, son muchos los promotores de la TEC que tienen vínculos económicos con empresas que fabrican estas máquinas[547].

---

544. Hotchner, A.E. (2005), *Papa Hemingway: A personal memoir*, Cambridge, Da Capo Press, p. 276.
545. Ayd, F.J. (1963), «Guest editorial: Ugo Cerletti, MD, 1877-1963», *Psychosomatics* 4, pp. A-6-A-7, p. A-7.
546. Breggin, P.R. (2007), «ECT Damages the Brain: Disturbing News for Patients and Shock Doctors Alike», *Ethical Human Psychology and Psychiatry*, 9 (2), pp. 83-6, p. 85.
547. Bentall, R.P. (2011), *op. cit.*, pp. 376-77.

5. Las psicoterapias

El teatro de curar a la gente.
Walter Michigan

¿Que psicoterapias existen?

El mundo de las psicoterapias es tan grande y prolijo que excede por completo nuestros conocimientos y el propósito de este libro. Queda, si cabe, en el rincón del deseo de un futuro libro, un posible *Cosas que tu psicólogo nunca te dijo*. Dada la magnitud de la empresa nos resulta en la práctica imposible hacer un estudio pormenorizado de los diferentes tipos de psicoterapia, así como dar cuenta de los múltiples matices que entran a concurso en el abanico multicolor de terapias que nos rodea. Por el contrario, lo que si podemos hacer es señalar las cosas que tienen en común, una suerte de radiografía cuyo análisis depende exclusivamente de los claroscuros.

Son habituales en las psicoterapias los negros, los agujeros, las dificultades de armonía cromática entre la teoría y la realidad de la clínica. Muchos terapeutas de diferentes orientaciones replican como mantra, que «no se dan las condiciones», que «hay una falta en el *setting*», que «el paciente no cumple con las pautas», que «no habla de sus padres», que «le importa un pito la existencia» o que mismamente «la familia no acude a consulta». Una roca insalvable de humanidad sacude todas las teorías poniendo a los terapeutas en la incómoda posición de no poder seguir nunca el protocolo y de tener continuamente que ponerse las gafas de ver de cerca. Por otro lado, otros oscuros tiñen también de amargura el trabajo de los terapeutas. En ocasiones, al margen del marco y las directrices y aun cumpliendo estrictamente la teoría, nos encontramos con síntomas indescifrables o síntomas bloqueados, resistentes al cambio que no atienden a razones ni interpretaciones. También indómitos se dan síntomas que una vez eliminados vuelven con la alegría del exiliado preguntando lo mismo. En el colmo del agujero de saber, a menudo sucede lo peor y es que los síntomas vuelven con otra cara, otro disfraz, pero el terapeuta siente en su labor que se enfrenta al mismo toro, sólo que le han cambiado un cuerno, con el consecuente tambaleo de la teoría y de la práctica.

Sin embargo, no todo son oscuros en las psicoterapias, hay luces que alumbran y orientan, y que habitualmente pertenecen a todas las corrientes. Es habitual que algunos terapeutas brillen más que otros o que se les den particularmente bien ciertos tipos de síntomas o problemas. Es frecuente, a su vez, que haya pacientes que están destinados a ciertos tipos de terapias o algunos que simplemente no pueden soportar ciertos escenarios y propuestas terapéuticas. Por último, se da también la circunstancia de que los terapeutas elegimos las terapias que más convienen a nuestras circunstancias. Es sabido que hoy los manuales de psiquiatría abundan en la idoneidad de las terapias cognitivo-conductuales para el tratamiento de la mayoría de las así llamadas enfermedades mentales. También es conocido, en boca de los terapeutas, que nunca se dan las condiciones idóneas para su aplicación. En la orilla de las terapias no preferentes de las psiquiatrías, de las propuestas más marginales, se escucha a su vez el lastimero grito de «así no se puede» o de «las psiquiatrías no nos quieren y entonces no podemos hacer nuestro trabajo». Sostenemos férreamente que las teorías terapéuticas son en primer lugar caladeros para la formación de terapeutas, nichos de mercado y especulaciones sobre lo especular. A tenor del discurso actual, como las medicaciones, las psicoterapias son imprescindibles e inevitables en su ámbito de negocio de las diferentes escuelas. También, en consonancia con esto, el trabajo de las teorías va, en primer lugar, destinado al sostén del difícil trabajo de los terapeutas. Sin meternos en la claridad u oscuridad de unas u otras teorías, cosa que nos supera, creemos que en el infinito de posibilidades clínicas que se dan en una terapia, un terapeuta, aparte de una gran formación teórica ha de cumplir un único requisito. Un matiz diferencial que le permitirá dar un poco más de claridad al encuentro con un igual y es el hecho de haber vivido el otro lado, de haber sido paciente, de haber sido capaz de confrontar sus cuitas, sus pequeños dramas con otro, un otro de preguntas, conductas y/o familias. Nos consta que muchas teorías en su formación incluyen dicha cuestión, si bien no todas. Nuestra ceguera parcial nos conmina ahora a hablar de la teoría que más conocemos, en la cual la formación radica en estar años en calidad de paciente o analizante, como es el caso del psicoanálisis.

El psicoanálisis

El psicoanálisis, claroscuro fundador de toda la paleta de psicoterapias que orbitan alrededor de las psiquiatrías, ha tenido una relación muy particular con éstas. Fue denostado como una teoría perversa en su fundación, aclamada posteriormente entre vítores y aleluyas por las universidades americanas y por el Nueva York del cine y la mitomanía. Iluminó desde esta Alejandría moderna el mundo y se infiltró en las psiquiatrías hasta la médula. Suyos fueron los primeros manuales diagnósticos y las primeras divisiones escolásticas. Del psicoanálisis freudiano nacieron los jungianos, los kleinianos, los annafreudianos, los winnicottianos y, en una vuelta estructuralista a Freud, el psicoanálisis lacaniano. Este último, ha vuelto a iluminar el mundo y su influencia traspasa el ámbito de la psicopatología para llegar a la filosofía, la política, el feminismo y el arte.

En esta vuelta a los ruedos de las psiquiatrías, el imperio biológico ha desterrado a las psicoterapias y, en especial, al psicoanálisis de la clínica aduciendo su falta de credibilidad científica. Sin embargo, la acientificidad del psicoanálisis, como explicamos a continuación, no es algo tan fácil de dirimir.

La investigación en psicoterapia

Una de las mayores críticas que se le han hecho al psicoanálisis ha sido la de su eficacia. El psicoanálisis, en efecto, ha sido acusado de ineficaz en numerosas ocasiones. A esto ha contribuido el escaso interés de los psicoanalistas en la realización de estudios de investigación sobre la eficacia del psicoanálisis, debido quizás a que el psicoanálisis trata con lo único de cada paciente, con lo no comparable; así como la destacada inclinación de otros profesionales en tratar de demostrar la superioridad de algún fármaco u otro tipo de terapia sobre el tratamiento psicoanalítico. Hay que tener en cuenta que el psicoanálisis fue una práctica mayoritaria dentro de la psiquiatría y desde siempre se mantuvo en tensión con el paradigma biomédico. A medida que este paradigma fue imponiéndose, el psicoanálisis comenzó a resultar molesto, tanto en su concepción del malestar psíquico como en el tratamiento que se derivaba de él.

Esta nueva manera de entender la psiquiatría llevó a que los psicólogos comenzaran a adoptar la misma metodología para demostrar la eficacia de los tratamientos psicoterapéuticos. Existía el riesgo de que si no se demostraba la eficacia de las psicoterapias, podían llegar a estar fuera de la cartera de servicios de la salud mental. Pero surgía el problema de que las psicoterapias en general, y el psicoanálisis en especial, no se adaptaban con facilidad a esta metodología. Sin duda, no es lo mismo dar un fármaco que aplicar una psicoterapia. Para controlar que los efectos que se obtienen en el ensayo se deben a la psicoterapia, ésta se tiene que aplicar siempre de la misma manera a todos los sujetos. Para ello, se propuso seguir manuales que explicitaran qué hacer en cada sesión[548], a riesgo de convertir el trabajo clínico en algo absolutamente artificial[549]. Sin duda, pensar en seguir un manual durante años es algo verdaderamente descabellado. Del mismo modo, tampoco se podía mantener el grupo de control que exige el diseño experimental durante tanto tiempo sin recibir

---

548. *Cf.* Leichsenring, F. (2005), «Are psychodynamic and psychoanalytic therapies effective?», *International Journal of Psychoanalysis*, 86, pp. 841-68.
549. *Cf.* Seligman, M.E. (1995), «The effectiveness of psychotherapy: The Consumer Reports study», *American Psychology*, 50, pp. 965-74.

tratamiento, ni hacer que las condiciones fueran semejantes para los diferentes sujetos que participaban en el ensayo a lo largo de los años, ni tampoco se podía pretender que, de conseguirlo, esta situación tuviera el más mínimo parecido con lo que pasa en la práctica clínica diaria. Además, a esto tenemos que añadir que el despliegue de medios y recursos de los que dispone la investigación farmacológica es muy superior a la inversión que se realiza en investigación en psicoterapia.

Por otra parte, la evaluación de su eficacia tampoco se puede llevar a cabo de la misma manera. Un fármaco se da y se puede comprobar después si los síntomas que existían antes han desaparecido o no. Con una psicoterapia también, pero a esto hay que añadir que en un proceso terapéutico como el psicoanálisis se lleva a cabo una transformación de muchos aspectos que difícilmente pueden medirse mediante una escala, como son, por ejemplo, una manera diferente de entender la vida o los problemas que asolan al sujeto y la adquisición de herramientas para solucionarlos. Digamos entonces que la denominada metodología científica en psiquiatría ha hecho que entendamos el malestar psíquico de una manera muy reducida, es decir, como una colección de síntomas, y que la eficacia de un tratamiento determinado se mida en función de la reducción de éstos. Hay determinadas psicoterapias que han optado por seguir esta concepción reduccionista más apropiada para la metodología de los ensayos clínicos, como es, por ejemplo, el caso de la terapia cognitivo-conductual (TCC). Este reduccionismo no tiene en cuenta el hecho de que aunque los fármacos puedan hacer desaparecer dichos síntomas, los sujetos pueden seguir teniendo los mismos problemas que los habían causado. Además, si comprendemos que todos los psicofármacos, como hemos comentado en los capítulos anteriores, poseen un efecto sedante, podremos entender cómo los pacientes muchas veces pueden tener vidas erráticas y desestructuradas y no presentar una clara sintomatología. Lo cual no evita, por otra parte, que sí tengan un gran sufrimiento subjetivo.

¿Es ineficaz el psicoanálisis?

Sin embargo, desde los primeros estudios sobre la eficacia de las psicoterapias en la primera mitad del siglo XX, la investigación en este terreno ha ido progresando de manera considerable. A pesar de las limitaciones[550] y las críticas infundadas[551], los estudios han sido de buena calidad gracias a la creación de nuevas técnicas estadísticas, la realización de estudios más rigurosos incluso que los estudios sobre la eficacia de los psicofármacos[552] y la puesta en marcha de estudios de seguimiento de seis meses o más, cuando lo normal, en el campo de los psicofármacos, era realizar seguimientos de cuatro a seis semanas.

Fue el famoso y polémico psicólogo Hans Jürgen Eysenck uno de los primeros en criticar abiertamente la eficacia de la psicoterapia y del psicoanálisis en particular. Su conclusión fue que la respuesta al tratamiento psicoterapéutico no era

---

550. Bentall, R.P. (2011), *Medicalizar la mente*, Barcelona, Herder, p. 437.
551. *Cf.* Nutt, D.J. y Sharpe, M. (2007), «Uncritical positive regard? Issues in the efficacy and safety of psychotherapy», *Journal of Psychopharmacology*, 22, pp. 3-6.
552. Bentall, R.P. (2011), *op. cit.*, p. 453.

mejor que la lograda mediante la remisión espontánea. Es decir, uno podía curarse igual si recibía psicoterapia como si no. Esto supuso un duro golpe contra la psicoterapia y la psicología, pues parecía demostrar que las diversas psicoterapias no servían para nada. Es más, daba la impresión de que a mayor cantidad de sesiones de psicoterapia, peores eran los resultados[553]. Como podemos imaginar, Eysenck generó un encendido debate en la época y el mismo año en el que publicó el polémico artículo, mientras daba una conferencia en Oxford, un profesor de psiquiatría que estaba entre el público le acusó de traidor[554].

Desde entonces ha llovido mucho y si hoy realizáramos la pregunta de si es la psicoterapia realmente efectiva y, en concreto, si lo es la psicoterapia psicoanalítica, deberíamos responder afirmativamente[555]. En primer lugar, es necesario tener en cuenta que muchos han sido los estudios que han criticado el artículo de Eysenck y que, utilizando sus propios datos, han llegado a la conclusión contraria: a mayor número de sesiones de psicoterapia, mejores resultados[556]. En uno de dichos estudios que reevaluaron los datos originales del artículo del propio Eysenck se descubrió que, según estos datos, el tratamiento se asociaba con una mayor mejoría en

---

553. Eysenck, H.J. (1952), «The effects of psychotherapy: an evaluation», *Journal of Consulting Psychology*, 16, pp. 319-24, p. 322.

554. *Cf.* Brand, C. (1997), «Hans Jürgen Eysenck, Ph.D., D.Sc. (1916-1997): obituary notice and chronology», *Mankind Quarterly*, 38 (1-2), pp. 67-83.

555. Kay, J. y Kay, R.L. (2008), «Individual psychoanalytic psychotherapy», en A. Tasman, J. Kay, J.A. Lieberman, M.B. First y M. Maj, *Psychiatry*, 3ed., Chichester, John Wiley & Sons, pp. 1851-874, p. 1866.

556. *Cf.* Bergin, A.E. (1971), «The evaluation of therapeutic outcomes», en A.E. Bergin y S.L. Garfield (eds.), *Handbook of psychotherapy and behavior change*, Nueva York, Wiley, pp. 217-70.

comparación con la remisión espontánea. Después de ocho semanas, el 50% de los pacientes en tratamiento mejoraban, mientras que la remisión espontánea tras ese período sólo se daba en el 2%. Por otra parte, los datos de Eysenck mostraban que lo que normalmente tarda en curarse dos años sin tratamiento, mediante psicoterapia se cura en quince sesiones. Por lo que los autores afirman, con cierto sentido del humor, que «de este modo, los datos de Eysenck revelan que la psicoterapia es muy efectiva»[557].

En segundo lugar, los estudios posteriores sobre la eficacia de la psicoterapia han demostrado de manera inequívoca no sólo que la psicoterapia es efectiva[558], que los beneficios logrados son duraderos[559], que a los que no la reciben les suele ir mal[560], sino que también ayuda a reducir los gastos de los servicios de salud general, es decir, reduce la estancia de los pacientes en los hospitales y disminuye los costes del tratamiento. De hecho, no hace mucho, la APA ha reconocido oficialmente la eficacia de la psicoterapia y la reducción de costes que permite, por lo que concluye

---

557. McNeilly, C.L. y Howard, K.I. (1991), «The effects of psychotherapy: A reevaluation based on dosage», *Psychotherapy Research,* 1, pp. 74-8, p. 74.

558. *Cf.* Luborsky, L. *et al.* (1975), «Comparative studies of psychotherapies: Is it true that "everyone has won and all must have prizes"?», *Archives of General Psychiatry,* 32, pp. 995-1008; Smith, M.L. *et al.* (1980), *The Benefits of Psychotherapy,* Baltimore, The Johns Hopkins University Press; Lambert, M.J. *et al.* (1986), «The effectiveness of psychotherapy», en S.L. Garfield y A.E. Bergin (eds.), *Handbook of Psychotherapy and Behavior Change,* 3ed., Nueva York, Wiley, pp. 157-211.

559. *Cf.* Husby, R. (1985), «Short-term dynamic psychotherapy IV: Comparison or recorded changes in 33 neurotic patients 2 and 5 years after end of treatment», *Psychotherapy and Psychosomatics,* 43, pp. 23-7.

560. *Cf.* Wampold, B.E. (2001), *The great psychotherapy debate: models, methods and findings,* Nueva Jersey, Laurence Erlbaum Associates.

que debe incluirse en el sistema de salud como práctica basada en la evidencia[561]. Además, también hay estudios que demuestran que la eficacia de la psicoterapia psicoanalítica es tan elevada como la de las otras psicoterapias[562]. En este sentido, el fervoroso entusiasmo que, por ejemplo, han generado las TCC para la enfermedad mental grave en los últimos años, con todas las recomendaciones sobre su uso en las guías clínicas, contrasta con la ausencia de pruebas sobre su superioridad respecto al resto de psicoterapias[563]. Es cierto que las TCC han sido las más investigadas, pero esto puede ser un sesgo importante a la hora de evaluar su eficacia.

La polémica sobre la eficacia del psicoanálisis

En la historia más reciente de la psiquiatría hubo un acontecimiento que resumía muy bien la polémica suscitada en torno a la eficacia del psicoanálisis. En 1988, el Hospital Psiquiátrico Chestnut Lodge en Maryland, con una gran tradición psicoanalítica, tuvo que hacerse cargo de la demanda interpuesta por uno de sus pacientes debido al tratamiento que recibió mientras estuvo ingresado[564]. El paciente recibió tratamiento psicoanalítico y no había

---

561. APA (2012), Recognition of psychotherapy effectiveness, disponible en https://bit.ly/1RdLMm3 [consultado por última vez el 23 de abril de 2017].

562. *Cf.* Luborsky, L, *et al.* (1993), «The efficacy of psychodynamic psychotherapy: Is it true that "everyone has won and all must have prizes"?», en N.E. Miller *et al.* (eds.), *Psychodynamic Treatment Research: A Handbook for Clinical Practice*, Nueva York, Basic Books, pp. 447-514.

563. Bentall, R.P. (2011), *op. cit.*, p. 44; Holmes, J. (2002), «All you need is cognitive behaviour therapy?», *British Medical Journal*, 324, pp. 288-94.

564. *Cf.* Healy, D. (1997), *The Anti-depressant Era*, Cambridge, Massachu setts, Harvard University Press.

mejorado. Esto hizo que la familia le trasladara de centro donde las cosas resultaron ser un tanto diferentes. Le recetaron antidepresivos y antipsicóticos y el paciente mejoró en poco tiempo. La demanda tenía que ver con el hecho de no haber recibido el tratamiento adecuado, lo cual, según su parecer, hizo que se alargara su estancia en el hospital. Al final, se pudo llegar a un acuerdo extrajudicial y no se estableció ninguna sentencia acerca del derecho a recibir tratamientos cuya eficacia hubiera sido demostrada.

La cuestión es que este caso fue objeto de una gran atención mediática y se usó como arma arrojadiza contra el psicoanálisis por parte de los partidarios del modelo biomédico. De hecho, uno de los testigos en el caso fue Gerald Klerman, coautor del manifiesto neo-kraepeliniano que, posteriormente, escribió un artículo sobre el tema donde remarcaba los beneficios del tratamiento farmacológico y el derecho a un tratamiento efectivo[565]. Hay que tener en cuenta que Klerman era una de las mayores autoridades en psiquiatría y su palabra tenía un peso específico. En realidad, en su artículo se ve que hay una cierta utilización de la historia del caso en aras de sostener un punto de vista determinado, para lo cual se permitió el lujo de omitir algunos datos importantes del historial, realizando una presentación parcial y claramente sesgada. Esto hizo que sus aseveraciones resultaran ser ciertamente exageradas y criticables. De hecho, hubo algún autor que rebatió concienzudamente sus argumentos. Alan Stone, quien a la postre se convertiría en uno de los principales

---

565. *Cf.* Klerman, G.L. (1990), «The psychiatric patient's right to effective treatment: implications of Osheroff v. Chestnut Lodge», *American Journal of Psychiatry*, 147, pp. 409-18.

críticos de Klerman, comentaba que el propio paciente había recibido antes de ingresar en Chestnut Lodge el tratamiento que recomendaba Klerman sin éxito[566]. Este autor centra su crítica en el peligro que supone el uso de los tribunales para litigar contra las malas prácticas y forzar así la adopción de las políticas de eficacia. Pone el ejemplo de la historia de las variaciones en la medicación neuroléptica en la esquizofrenia, que ha ido variando de pequeñas dosis a megadosis y vuelta a pequeñas dosis, de mantenimiento continuado a mantenimiento selectivo, etc. Todos estos cambios en las recomendaciones se fueron modificando en función de la experiencia clínica y de la evidencia disponible. Si se hubiera recurrido a los tribunales para imponer los estándares de las dosis eficaces a los colegas de profesión, hubiera sido un desastre para los pacientes y para la propia psiquiatría biológica. Muchas de las acciones que los médicos llevan a cabo en la práctica diaria, posiblemente, no cumplan con los estándares de los controles de eficacia, pero no significa que no sean eficaces[567].

Sin embargo, estas críticas a Klerman no transcendieron tanto como las opiniones vertidas por este autor, a las que se añadieron otra serie de acontecimientos más que fueron desarrollando el estigma que desaconsejaba la utilización del psicoanálisis en el tratamiento de pacientes psicóticos. Por ejemplo, por la época, se habían llevado a cabo una serie

---

566. *Cf.* Stone, A.A. (1990), «Law, science, and psychiatric malpractice: a response to Klerman's indictment of psychoanalytic psychiatry», *American Journal of Psychiatry*, 147, pp. 419-27.

567. *Cf.* Roper, W.L. (1988), «Effectiveness in health care: an initiative to evaluate and improve medical practice», *The New England Journal of Medicine*, 319 (18), pp. 1197-202.

de ensayos clínicos en los que parecía demostrarse que la psicoterapia tenía poco uso en la psicosis[568]; y, más adelante, otros nuevos estudios vinieron a incidir en lo mismo[569]. De hecho, por aquella época, uno de los psiquiatras del Chestnut Lodge completó un estudio de seguimiento en el que no halló pruebas de que los pacientes psicóticos de dicha institución hubieran mejorado con psicoanálisis[570].

Los estudios sobre la eficacia del psicoanálisis

Sin embargo, todos estos estudios, sorprendentemente, contrastan con el resultado de la investigación sobre la eficacia del psicoanálisis[571]. El psicoanálisis ha demostrado ser eficaz en el tratamiento de todo tipo de síntomas psiquiátricos[572]. Sus beneficios no sólo se reducen a la mejoría

---

568. *Cf.* Rogers, C.R. *et al.* (eds.) (1967), *The therapeutic relationship and its impact: a study of psychotherapy with schizophrenics*, Madison, University of Wisconsin Press.

569. *Cf.* Stanton, A.H. *et al.* (1984), «Effects of psychotherapy in schizophrenia: I. Design and implementation of a controlled study», *Schizophrenia Bulletin,* 10, pp. 520-63; Gunderson, J.G. *et al.* (1984), «Effects of psychotherapy in schizophrenia: II. Comparative outcome of two forms of treatment», *Schizophrenia Bulletin,* 10, pp. 564-98.

570. *Cf.* McGlashan, T.H. (1984), «The Chestnut Lodge follow-up study: I. Follow-up methodology and study sample», *Archives of General Psychiatry,* 41, pp. 575-85; McGlashan, T.H. (1984), «The Chestnut Lodge follow-up study: II. Long-term outcome of schizophrenia and affective disorders», *Archives of General Psychiatry,* 41, pp. 586-601.

571. Normalmente, se suele distinguir entre psicoanálisis, psicoterapia psicodinámica a largo-plazo y psicoterapia psicodinámica a corto plazo, siendo las dos últimas derivaciones de la primera que se diferencian de ella por el menor grado de frecuencia de las sesiones y por la no utilización del diván.

572. Fonagy, P., Roth, A. y Higgitt, A. (2005), «Psychodynamic psychotherapies: Evidence-based practice and clinical wisdom», *Bulletin of the Menninger Clinic,* 69 (1), pp. 1-58, p. 43; Knekt, P. *et al.* (2008),

sintomática, sino que también facilitan cambios generales en las funciones psicológicas[573], como la implementación de capacidades de afrontamiento mayores, la autosuficiencia y unas defensas más maduras[574]. En concreto ha demostrado ser eficaz en el que se considera que es el campo tradicional del psicoanálisis, el campo de la neurosis. Así, hay evidencia para los trastornos de pánico[575], los trastornos ansiosos[576] y la depresión[577]. Pero, en los últimos tiempos, ha habido otro

«Randomized trial on the effectiveness of long-and short-term psychodynamic psychotherapy and solution-focused therapy on psychiatric symptoms during a 3-year follow-up», *Psychological Medicine*, 38 (5), pp. 689-703; Leichsenring, F., y Leibing, E. (2007), «Psychodynamic psychotherapy: A systematic review of techniques, indications and empirical evidence», *Psychology and Psychotherapy*, 80 (2), pp. 217-28; Driessen, E. *et al.* (2010), «The efficacy of short-term psychodynamic psychotherapy for depression: a meta-analysis», *Clinical Psychology Review*, 30, pp. 25-36, p. 26; Knekt, P. *et al.* (2011), «Quasi-experimental study on the effectiveness of psychoanalysis, long-term and short-term psychotherapy on psychiatric symptoms, work ability and functional capacity during a 5-year follow-up», *Journal of Affective Disorders*, 132 (1-2), pp. 37-47.

573. Jyrä, K., *et al.* (2016), «The impact of psychotherapy treatments of different length and type on health behaviour during a five-year follow-up», *Psychotherapy Research*, https://bit.ly/2EOaICb [consultado por última vez el 2 de abril de 2017], pp. 1-13.

574. *Cf.* Kramer, U., *et al.* (2013). «Change in defense mechanisms and coping patterns during the course of 2-year-long psychotherapy and psychoanalysis for recurrent depression: a pilot study of a randomized controlled trial», *The Journal of Nervous and Mental Disease*, 201 (7), pp. 614-20.

575. Busch, F.N. *et al.* (2009), «A study demonstrating efficacy of a psychoanalytic psychotherapy for panic disorder: implications for psychoanalytic research, theory, and practice», *Journal of American Psychoanalytic Association*, 57 (1), pp. 131-48, p. 131.

576. *Cf.* Milrod, B., *et al.* (1997), *Manual of Panic Focused Psychodynamic Psychotherapy*, Washington, American Psychiatric Press; Milrod, B., *et al.* (2000), «Open trial of psychodynamic psychotherapy for panic disorder», *The American Journal of Psychiatry*, 157 (11), pp. 1878-880; Milrod, B., *et al.* (2001), «A pilot open trial of brief psychodynamic psychotherapy for panic disorder», *The Journal of Psychotherapy Practice and Research*, 10 (4), pp. 239-45.

577. *Cf.* Driessen, E. *et al.* (2015), «The efficacy of short-term psychodynamic

campo que ha surgido en el propio seno del psicoanálisis, que es el campo de los límites de la locura, los trastornos borderline, y en el que también el psicoanálisis ha demostrado su eficacia[578].

Una de las mayores polémicas, como hemos visto, ha sido la de su aplicación a la esquizofrenia. Desde que se realizó uno de los primeros estudios sobre la eficacia de diferentes tratamientos en esta afección[579], a pesar de que estaba plagado de errores[580], se suele decir que no hay evidencias empíricas consistentes que apoyen el tratamiento psicoanalítico en la esquizofrenia, aunque tampoco se ha podido afirmar que hubiera pruebas en su contra[581]. El argumento que se suele

---

psychotherapy for depression: a meta-analysis update», *Clinical Psychology Review*, 42, pp. 1-15; Fonagy, P., Roth, A. y Higgitt, A. (2005), *op. cit.*

578. Bateman, A. y Fonagy, P. (1999), «Effectiveness of partial hospitalization in the treatment of borderline personality disorder: a randomised controlled trial», *American Journal of Psychiatry*, 156 (10), pp. 1563-569; Fonagy, P. (2015), «The effectiveness of psychodynamic psychotherapies: an update», *World Psychiatry*, 14, pp. 137-50, p. 137.

579. *Cf.* May, P.R.A. (1968), *Treatment of schizophrenia: a comparative study of five treatment methods*, Nueva York, Science House; May, P.R.A. (1984), «A step forward in research on psychotherapy of schizophrenia», *Schizophrenia Bulletin*, 10, pp. 604-07.

580. *Cf.* Karon, B.P. y VandenBos, G.R. (1975), «Issues in current research on psychotherapy vs. medication in treatment on schizophrenics», *Psychotherapy: theory, research and practice*, 12 (2), pp. 143-48.

581. *Cf.* Mueser, K.T. y Berenbaum, H. (1990), «Psychodynamic treatment of schizophrenia: is there a future?», *Psychological Medicine*, 20, pp. 253-62; Mosher, L.R. y Keith, S.J. (1980), «Psychosocial treatment: individual, group, family, and community support approaches», *Schizophrenia Bulletin*, 6 (1), pp. 10-41; Heinrichs, D.W. y Carpenter, W.T. (1981), «The efficacy of individual psychotherapy: a perspective and review emphasizing controlled outcome studies», en Arieti, S. y Brodie, H.K. (eds.), *American Handbook of Psychiatry*, Nueva York, Basic Books, pp. 586-613; Gomes-Schwartz, B. (1984), «Individual psychotherapy of schizophrenia», en Bellack, A. (ed.), *Schizophrenia: Treatment, Management and Rehabilitation,* Nueva York, Grune & Stratton ; Liberman, R.P. (1994), «Psychosocial treatments for schizophrenia», *Psychiatry*, 57, pp. 104-13;

esgrimir para criticar el psicoanálisis en la esquizofrenia es que a los pacientes esquizofrénicos no se les puede exponer a ciertas memorias e *insight* para el que no están emocionalmente preparados[582], ya que esto les puede perjudicar más que beneficiar[583]. Aquí habría mucho que discutir sobre lo adecuado o no de aplicar un tratamiento dirigido al *insight* en todos los casos de esquizofrenia. Hay otras corrientes dentro del psicoanálisis que consideran que en la psicosis el tratamiento debe tratar de evitar estas cuestiones por el peligro que supone incidir más en la disociación de estos pacientes. No obstante, existen estudios que comparan ambos tipos de orientaciones, por una parte, una terapia de apoyo orientada a la realidad y, por otra, la psicoterapia psicodinámica exploratoria orientada al *insight*, y se comprueba que cada una de ellas beneficia a los pacientes en diferentes aspectos. Esto es algo que hasta la APA reconoce[584] y, más recientemente, el NICE[585]. La terapia de apoyo mejoraba la capacidad de afrontamiento y

---

Scott, J.E. y Dixon, L.B. (1995), «Psychological interventions for schizophrenia», *Schizophrenia Bulletin*, 21, pp. 621-30; Fenton, W.S. (2000), «Evolving perspectives on individual psychotherapy for schizophrenia», *Schizophrenia Bulletin*, 26, pp. 47-72; Malmberg, L., Fenton, M. y Rathbone, J. (2001), «Individual psychodynamic psychotherapy and psychoanalysis for schizophrenia and severe mental illness», *Cochrane Database of Systematic Reviews*, 3, pp. 1-43.

582. *Cf.* Stone, M. H. (1986), «Exploratory psychotherapy in schizophrenia-spectrum patients», *Bulletin of the Menninger Clinic*, 50, pp. 287-306.

583. *Cf.* Strupp, H. H., Hadley, S. W. & Gomes-Schwartz, B. (1977), *Psychotherapy for Better or Worse*, Nueva York, Jason Aronson.

584. *Cf.* American Psychiatric Association (1997), *Practice Guideline for the Treatment of Patients with Schizophrenia*, 1ª ed., Washington, APA.

585. *Cf.* NICE (2009), *Schizophrenia: Core Interventions in the Treatment and Management of Schizophrenia in Adults in Primary and Secondary Care*, British Psychological Society/Royal College of Psychiatrists.

la psicoterapia psicodinámica mejoraba el funcionamiento del yo[586]. No obstante, nosotros consideramos que un tratamiento psicoanalítico en la psicosis debería manejar ambas orientaciones y bascular entre ellas dependiendo del caso particular[587].

De esta manera, a pesar de lo que tradicionalmente se ha pensado, existen bastantes estudios que han aportado datos que sustentan la eficacia del psicoanálisis en la esquizofrenia[588]. De hecho, se pudo ver que antes de la invención de los psicofármacos, los pacientes recaían menos[589]. Algo que, como hemos visto, nos hace pensar que los psicofármacos podrían estar prolongando «la dependencia social de algunos de los pacientes»[590]. Hay que tener en cuenta que,

---

586. *Cf.* Stanton, A.H., Gunderson, J.G., *et al.* (1984), «Effects of psychotherapy in schizophrenia: I. Design and implementation of a controlled study», *Schizophrenia Bulletin*, 10, pp. 520-63; Gunderson, J.G., *et al.* (1984), «Effects of psychotherapy in schizophrenia: II. Comparative outcome of two forms of treatment», *Schizophrenia Bulletin*, 10, pp. 564-98.

587. *Cf.* Leichsenring, F. (2005), *op. cit.*; Rosenbaum, B., Marindale, B. y Summers, A. (2013), «Supportive psychodynamic psychotherapy for psychosis», *Advances in Psychiatric Treatment*, 19, 310-18.

588. *Cf.* Smith, M.L., *et al.* (1980), *The Benefits of Psychotherapy*, Baltimore, Johns Hopkins University Press; Mojtabai, R. *et al.* (1998), «Role of psychosocial treatments in management of schizophrenia: a meta-analytic review of controlled outcome studies», *Schizophrenia Bulletin*, 24, pp. 569-87; Cohen, D. (2001), «Does experimental research support psychoanalysis?», *Journal of Physiology*, 105, pp. 211-19.

589. *Cf.* Rachlin, H.L. *et al.* (1956), «Follow-up study of 317 patients discharged from Hillside Hospital in 1950», *Journal of the Hillside Hospital*, 5, pp. 17-40; Anthony, W.A. *et al.* (1978), «The measurement of rehabilitation outcome», *Schizophrenia Bulletin*, 4, pp. 365-83; Lehrman, N.S. (1982), «Effective psychotherapy of chronic schizophrenia», *The American Journal of Psychoanalysis*, 42 (2), pp. 121-31.

590. Bockoven, J.S. y Solomon, H.C. (1975), «Comparison of two five-year follow-up studies: 1947 to 1952 and 1967 to 1972», *American Journal of Psychiatry*, 132 (8), pp. 796-801, p. 796.

antes de la llegada de los tranquilizantes, la psicosis era tratada con psicoanálisis de manera predominante. En general, casi todos los estudios clásicos de larga evolución de la esquizofrenia[591], en los que se ve que de la mitad a dos tercios terminan recuperándose, la orientación de los tratamientos era el psicoanálisis[592]. Estos datos indicarían el efecto positivo del psicoanálisis en la esquizofrenia y uno de los efectos negativos de la medicación antipsicótica[593], del cual hemos dado cuenta en el capítulo respectivo.

Dos de los primeros estudios que demostraron la eficacia del psicoanálisis en la esquizofrenia fueron los de Karon y VandenBos en los setenta. Comparaban la

---

591. *Cf.* Huber, G., Gross, G. y Schuttler, R. (1975), «A long-term follow-up study of schizophrenia: psychiatric course of illness and prognosis», *Acta Psychiatrica Scandinava*, 2, pp. 49-57; Ciompi, L. (1980), «The natural history of schizophrenia in the long term», *British Journal of Psychiatry*, 136, pp. 413-20; Harding, C.M., *et al.* (1987), «The Vermont longitudinal study of persons with severe mental illness: I. Methodology, study, sample, and overall status 32 years later», *American Journal of Psychiatry*, 144, pp. 718-26; McGlashan, T.H. (1984), «The Chesnut Lodge follow-up study», *Archives of General Psychiatry*, 41, pp. 573-601; McGlashan, T.H. (1986), «The Chesnut Lodge follow-up study», *Archives of General Psychiatry*, 43, pp. 167-76; McGlashen, T.H. (1988), «A selective review of recent North American long-term follow up studies of schizophrenia», *Schizophrenia Bulletin*, 14, pp. 515-42; Ogawa, K. *et al.* (1987), «A long-term follow-up study of schizophrenia in Japan—with special reference to the course of social adjustment», *British Journal of Psychiatry*, 151, pp. 758-65; Lysaker, P.H. y Buck, K.D. (2008), «Is recovery from schizophrenia possible? An overview of concepts, evidence and clinical implications», *Primary Psychiatry*, 15 (6), pp. 60-5; Tsuang W.T. *et al.* (1979), «Long-term outcome of major psychoses», *Archives of General Psychiatry*, 36, pp. 1295-1301; OMS (1973), *The International Pilot Study of Schizophrenia*, Ginebra, OMS.

592. *Cf.* Osborn, L.A. (2009), «Recovery in schizophrenia: the viability of recovery and can Psychoanalysis play a role?», *International Journal of Psychosocial Rehabilitation*, 14 (1), pp. 112-18.

593. *Cf.* Alanen, Y. *et al.* (1985), «Psychotherapeutically oriented treatment of schizophrenia: results of 5-year-follow-up», *Acta Psychiatrica Scandinavica*, Suplemento, 319 (71), pp. 31-49.

psicoterapia psicoanalítica con la medicación y realizaban un seguimiento de dos años. Los resultados fueron asombrosos. El psicoanálisis producía cambios significativamente más grandes que la medicación. La medicación solucionaba más rápido los síntomas, lo que contribuía a que los pacientes recibieran antes el alta del hospital; mientras que el psicoanálisis era más efectivo en el trastorno del pensamiento de estos pacientes, algo que se relacionaba con una mayor habilidad para funcionar fuera del hospital a largo plazo, una menor cantidad de reingresos y una vida mucho más humana[594]. Respecto a los estudios de meta-análisis, uno de los más importantes fue el llevado a cabo por Gottdiener y Haslam en 2002[595]. Los resultados indicaban con claridad que el psicoanálisis se asociaba a una mejoría global. Encontraron, además, que la mejoría era similar tanto si se añadía medicación como si no, datos que corroboraban la investigación de Karon y VandenBos. Estos hallazgos ponen en duda el veto que se mantenía hacia la aplicación del psicoanálisis en la esquizofrenia. Como destaca Gottdiener, «las acusaciones [...] son inconcebibles. Debería quedar manifiestamente claro que hay evidencias empíricas de peso que demuestran que la psicoterapia psicodinámica individual

---

594. *Cf.* Karon, B.P. y VandenBos, G.R. (1972), «The consequences of psychotherapy for schizophrenic patients», *Psychotherapy: Theory, Research and Practice*, 9, pp. 111-19; Karon, B.P. y VandenBos, G.R. (1975), «Issues in current research on psychotherapy vs. medication in treatment of schizophrenia», *Psychotherapy: Theory, Research and Practice*, 12, pp. 143-48; Karon, B.P. y VandenBos, G.R. (1981), *Psychotherapy of Schizophrenia: The Treatment of Choice*, Nueva Jersey, Jason Aronson.
595. *Cf.* Gottdiener, W. y Haslam, N. (2002), «The benefits of individual psychotherapy for people diagnosed with schizophrenia: a meta-analylic review», *Ethnical Human Science and Services*, 4, pp. 163-87.

puede desempeñar un papel importante en el tratamiento de las personas con diagnóstico de esquizofrenia»[596].

Otra de las críticas que se le han hecho al psicoanálisis ha sido la de considerarlo un tratamiento muy costoso[597]. No sólo esto es absolutamente erróneo, sino que hay evidencias claras de que el psicoanálisis disminuye de forma significativa el coste total del tratamiento de los pacientes con enfermedades mentales graves[598]. Los pacientes realizan un menor uso del recurso hospitalario, presentan un funcionamiento más elevado y consiguen evitar más adecuadamente que sus problemas psiquiátricos interfieran en sus trabajos. En general, se sabe que se gasta menos con psicoterapia que con la atención primaria habitual[599]. Debemos recordar además que un alto porcentaje de pacientes que están tomando medicación antipsicótica acaban dejándola en dos años debido a los efectos secundarios[600]. Se podría especular acerca de los

---

596. Gottdiener, W.H. (2006), «Psicoterapia psicodinámica para la esquizofrenia», en Read, J., Mosher, L. y Bentall, R.P. (eds.), *op. cit.*, p. 383.

597. Lehman, A.F. y Steinwachs, D.M. (1998), «At issue: translating research into practice. The schizophrenia patient outcomes research team (PORT) treatment recommendations», *Schizophrenia Bulletin*, 24 (1), pp. 1-10, pp. 7-8.

598. *Cf.* Karon, B.P. y VandenBos, G.R. (1981), *Psychotherapy of Schizophrenia: The Treatment of Choice*, Nueva Jersey, Jason Aronson; Gabbard, G., *et al.* (1997), «The economic impact of psychotherapy: a review», *American Journal of Psychiatry*, 154, pp. 147-55.

599. *Cf.* Pirraglia, P.A., *et al.* (2004), «Cost-utility analysis studies of depression management: a systematic review», *American Journal of Psychiatry*, 161 (12), pp. 2155-162.

600. *Cf.* Perkins, D.O. (1999), «Adherence to antipsychotic medications», *Journal of Clinical Psychiatry*, 60 (supl.), pp. 21-5. En otros estudios también se pudo ver el abandono de la medicación: Harding, C.M. (1992), «Chronicity in schizophrenia: revisited», *British Journal of Psychiatry*, 161 (supl. 18), pp. 27-37. También se comprobó que tres cuartas partes de los sujetos de un estudio abandonaban debido a que se les obligaba a tomar medicación: Stanton, A.H., Gunderson, J.G., *et al.* (1984), «Effects of psychotherapy

efectos que esto tiene a largo plazo y los costes que genera[601]. Ann-Louise Silver[602], que había trabajado en Chestnut Lodge, tanto antes como después de la introducción de los psicofármacos, decía que en la época anterior a la medicación sus pacientes esquizofrénicos se involucraban sentimentalmente, se casaban, tenían hijos y se relacionaban con sus cónyuges e hijos; mientras que ninguno de sus pacientes medicados formó nunca una nueva relación.

¿Es un problema la duración del tratamiento?

También se ha argumentado que el psicoanálisis es un tratamiento muy largo y que tanto los fármacos como las TCC resuelven las cosas en un menor tiempo. Esto, ha sido uno de los motivos principales por los que los gestores y los políticos de la salud mental han centrado sus intereses en dichos tratamientos. No obstante, como hemos comentado en los diferentes capítulos de este libro, parece que ésta no ha sido una buena estrategia a largo plazo. Afortunadamente, hoy en día se está viendo que éste es un punto de vista que no se puede seguir sosteniendo. El NIMH, por ejemplo, comprobó que si bien la medicación y dos tipos de terapia breve resultaban beneficiosos, con el paso del tiempo este beneficio iba decreciendo. Es decir, tanto la medicación

---

in schizophrenia: I. Design and implementation of a controlled study», *Schizophrenia Bulletin*, 10, pp. 520-63; Gunderson, J.G., *et al.* (1984), «Effects of psychotherapy in schizophrenia: II. Comparative outcome of two forms of treatment», *Schizophrenia Bulletin*, 10, pp. 564-98.

601. Gottdiener, W.H. (2006), *op. cit.*, p. 382.

602. Silver, A.-L. (2002), «Psychoanalysis and psychosis: players and history in the United States», *Psychoanalysis and History*, 4 (1), pp. 45-66, p. 62.

como los tratamientos cortos tienen la limitación de que no pueden prolongar sus efectos más allá de un período de tiempo determinado. Lo cual viene a confirmar lo planteado por el psicoanálisis de que se necesita realizar un trabajo terapéutico continuado para modificar la vulnerabilidad a largo plazo. La medicación parece tener una vida útil limitada, más allá de ese tiempo las cosas vuelven donde estaban[603]. Sin embargo, la psicoterapia produce cambios muy duraderos.

Es decir, parece que los estudios más recientes están empezando a mostrar una mayor eficacia del tratamiento psicoanalítico a largo-plazo[604], además de un «efecto incubador» del tratamiento psicoanalítico[605], que haría que los efectos positivos del tratamiento continuaran acumulándose después de haber finalizado[606]. Asimismo, hay que añadir que este efecto acumulador no parece existir a largo en la terapia conductual dialéctica, ni en las TCC. Otro hallazgo sugestivo de la investigación es que parece que las TCC son útiles en la medida en que han incorporado

---

603. Karon, B.P. «The effects of medicating or not medicating on the treatment process», disponible en https://bit.ly/2qzm5Zy [consultado por última vez el 6 de junio de 2017].

604. Berghout, C.C. *et al.* (2010), «A cost-utility analysis of psychoanalysis versus psychoanalytic psychotherapy», *International Journal of Technology Assessment in Health Care*, 26 (1), pp. 3-10, p. 3; ver también: Berghout, C.C., *et al.* (2009), «Clinical significance of long-term psychoanalytic treatment», *Bulletin of the Menninger Clinic*, 73 (1), pp. 7-33; y Leichsenring, F. y Rabung, S. (2008), «Effectiveness of long-term psychodynamic psychotherapy. A meta-analysis», *Journal of the American Medical Association*, 300 (13), pp. 1551-565.

605. *Cf.* Cortina, M. (2010), «The future of psychodynamic psychotherapy», *Psychiatry*, 73 (1), pp. 43-56.

606. *Cf.* Shedler, J. (2010), «The efficacy of psychodynamic psychotherapy». *American Psychologist*, 65 (2), pp. 98-109.

principios del psicoanálisis[607] y son llevadas a cabo por terapeutas experimentados que se desvían de los protocolos de tratamiento manualizados[608]. También se ha podido comprobar en los estudios de meta-análisis que la eficacia del psicoanálisis es comparable, si no superior, a otros tipos de psicoterapia que se suelen considerar con una sólida evidencia en su eficacia[609].

Hay bastante evidencia sobre la eficacia de los tratamientos psicoanalíticos breves[610]. Pero los tratamientos breves tienen el problema de que siempre quedan síntomas residuales, las recaídas suelen ser frecuentes[611], los casos crónicos son

---

607. *Cf.* Ablon, J.S. *et al.* (1999), «Psychotherapy process in the National Institute of Mental Health Treatment of Depression Collaborative Research Program», *Journal of Consulting and Clinical Psychology*, 67 (1), pp. 64-75.

608. Cortina, M. (2010), *op. cit.*, pp. 43-56.

609. Abbas, A.A., *et al.* (2006), «Short-term psychodynamic psychotherapies for common mental disorders», *The Cochrane Database of Systematic Reviews*, 18 (4), CD004887; Abbas, A.A., *et al.* (2014), «Short-term psychodynamic psychotherapies for common mental disorders», *The Cochrane Database of Systematic Reviews*, 1 (7), CD004687.

610. *Cf.* Crits Christoph, P. (1992), «The efficacy of brief dynamic psychotherapy: a meta-analysis, *The American Journal of Psychiatry*, 149 (2), pp. 151-58; Anderson, E.M. *et al.* (1995), «Short-term dynamically oriented psychotherapy: a review and meta-analysis», *Clinical Psychology Review*, 15 (6), pp. 503-14; Gabbard, G.O. (2002), «The place of psychoanalytic treatments within psychiatry», *Archives of General Psychiatry*, 59, pp. 505-10; Fonagy, P. (2003), «Psychoanalysis today», *World Psychiatry*, 2 (2), pp. 73-80; Leichsenring, F., Rabung, S. y Leibing, E., (2004), «The efficacy of short-term psychodynamic psychotherapy in specific psychiatric disorders: a meta-analysis», *Archives General Psychiatry*, 61 (12), 1208-216; Currat, T. y Despland, J.-N. (2004), «Existe-t-il une approche d'inspiration psychanalytique1 spécifiquement adaptée aux troubles anxieux?», *Santé Mentale au Québec*, 291, pp. 81-92; Fonagy, P., Roth, A. y Higgitt, A. (2005), *op. cit.*; Knekt, P., *et al.* (2011), «Quasi-experimental study on the effectiveness of psychoanalysis, long-term and short-term psychotherapy on psychiatric symptoms, work ability and functional capacity during a 5-year follow-up», *Journal of Affective Disorders*, 132, pp. 37-47.

611. *Cf.* Fava, G. A. *et al.* (2007), «The concept of recovery in major

insuficientemente tratados[612] y los trastornos mentales crónicos o los trastornos de la personalidad no se benefician suficientemente de ellos[613]. De ahí que se plantee que los tratamientos deban ser más largos[614]. Parece que, en realidad, habría que ir un poco más allá de la simple eliminación de los síntomas y para eso se necesita tiempo. Es así que los estudios que han comparado los tratamientos psicoanalíticos breves y los más prolongados han ido mostrando la superioridad de estos últimos[615]. De hecho, cuando se ha comparado la

---

depression», *Psychological Medicine*, 37 (3), pp. 307-17; Koppers, D., *et al.* (2011), «Prevalence and risk factors for recurrence of depression five years after short-term psychodynamic treatment», *Journal of Affective Disorders*, 134, 468-72; Taylor, D.J. *et al.* (2010), «Which depressive symptoms remain after response to cognitive therapy of depression and predict relapse and recurrence?», *Journal of Affective Disorders*, 123 (1-3), pp. 181-87.

612. *Cf.* Cuijpers, P., *et al.* (2010), «Psychotherapy for chronic major depression and dysthymia: A meta-analysis», *Clinical Psychology Review*, 30 (1), pp. 51-62; Dunner, D.L. (2001), «Acute and maintenance treatment of chronic depression», *Journal of Clinical Psychiatry*, 62 (Supl. 6), pp. 10-6.

613. *Cf.* Kopta, S.M. *et al.* (1994), «Patterns of symptomatic recovery in psychotherapy», *Journal of Consulting and Clinical Psychology*, 62 (5), pp. 1009-016; Perry, J.C. *et al.* (1999), «Effectiveness of psychotherapy for personality disorders», *American Journal of Psychiatry*, 156 (9), pp. 1312-321; Leichsenring, F. y Rabung, S. (2008), «Effectiveness of long-term psychodynamic psychotherapy», *Journal of American Medical Association*, 300 (13), pp. 1551-565.

614. Huber, D., *et al.* (2013), «Psychoanalytic versus psychodynamic therapy for depression: a three-year follow-up study», *Psychiatry*, 76 (2), pp. 132-49.

615. Sandell, R. (1999), «Varieties of long-term outcome among patients in psychoanalysis and long-term psychotherapy. A review of findings in the Stockholm Outcome of Psychoanalysis and Psychotherapy Project (STOPP)», *International Journal of Psychoanalysis*, 81 (5), 921-42; Leichsenring, F. *et al.* (2005), «The Gottingen study of psychoanalytic therapy: first results», *International Journal of Psychoanalysis,* 86 (2), pp. 433-55; Knekt, P. *et al.* (2008), «Randomized trial on the effectiveness of long-and short-term psychodynamic psychotherapy and solution-focused therapy on psychiatric symptoms during a 3-year follow-up», Psychological Medicine, 38 (5), pp. 689-703; Knekt, P. *et al.* (2008), «Effectiveness of short-term and long-term psychotherapy on work

psicoterapia psicoanalítica a largo plazo con el psicoanálisis, se ha descubierto que la primera producía mejores resultados tras tres años, mientras que el segundo mostraba ser superior después de cinco años de seguimiento[616]. Además, parece que la superioridad de los tratamientos más prolongados se da en todo tipo de patologías, desde las más comunes como la ansiedad y la depresión, hasta las más específicas como la enfermedad mental grave y los trastornos de la personalidad[617].

Conclusiones

El modelo biomédico ha dominado el sistema de salud desde hace más de tres décadas y se ha caracterizado por la fe de las neurociencias para revolucionar la práctica en salud mental. Sin embargo, sus resultados han sido más bien pobres[618]. Se ha potenciado la investigación, como hemos visto a lo largo de este capítulo, pero se ha descuidado por completo la práctica, aquello que los terapeutas deben hacer en las incontables y diferentes situaciones que componen la clínica. A pesar de ello, como suele suceder, la ideología prevalece, no sólo sobre la ciencia, sino también sobre el

---

ability and functional capacity—a randomized clinical trial on depressive and anxiety disorders», *Journal of affective disorders*, 107 (1-3), pp. 95-106.

616. Gabbard, G.O. (2002), *op. cit.*; Knekt, P., *et al.* (2011), «Quasi-experimental study on the effectiveness of psychoanalysis, long-term and short-term psychotherapy on psychiatric symptoms, work ability and functional capacity during a 5-year follow-up», *Journal of Affective Disorders*, 132, pp. 37-47.

617. Leichsenring, F. y Rabung, S. (2008), «Effectiveness of long-term psychodynamic psychotherapy», *Journal of American Medical Association*, 300 (13), pp. 1551-565.

618. *Cf.* Deacon, B.J. (2013), «The biomedical model of mental disorder: a critical analysis of its validity, utility, and effects on psychotherapy research», *Clinical Psychology Review*, 33, pp. 846-61.

sentido común. Por eso es difícil entender cómo no se sigue un modelo de atención en salud mental diferente, tal y como se plantea en una de las guías clínicas de la APA. Efectivamente, en esta guía se planteaba lo contrario al paradigma de la ideología biomédica: que, bajo ciertas circunstancias, pudiera ser razonable retrasar varios días la instauración del tratamiento con antipsicóticos y, en la medida de lo posible, evitar mantener los fármacos durante largos períodos de tiempo ya que «retrasa la recuperación del paciente y le pone en riesgo de suicidio y otras conductas peligrosas»[619].

En este sentido, Deikman y Whitaker habían demostrado unos años antes que se podía retirar la medicación durante la hospitalización, y que a los pacientes les iba mejor que si la hubieran estado tomando, lo cual quedaba patente en una menor tasa de suicidios y rehospitalizaciones[620]. Transformaron una unidad de hospitalización psiquiátrica tradicional en una unidad donde primaba el acercamiento psicológico intensivo y en la que no se darían psicofármacos hasta que el tratamiento psicológico fallase. La planta de psiquiatría se convirtió en un lugar más humano, una comunidad abierta con el personal más accesible y cuidadoso. Esto llevó a que los pacientes se responsabilizaran más de su propio tratamiento.

En la actualidad, aunque parezca una broma, si se trata un paciente psicótico sin psicofármacos desde el principio,

---

619. APA (1997), «Practice guideline for the treatment of patients with schizophrenia», *American Journal of Psychiatry*, 154 (4), pp. 1-63, p. 2.

620. *Cf.* Deikman, A.J. y Whitaker, L.C. (1979), «Humanizing a psychiatric ward: Changing from drugs to psychotherapy», *Psychotherapy: Theory, Research, & Practice*, 16, pp. 204-14.

se considera una mala práctica. Esto limita el tratamiento porque el único objetivo es la desaparición de los síntomas para dejar el hospital cuanto antes. Sin embargo, en la experiencia de Deikman y Whitaker, el objetivo era crecer psicológicamente para ser menos vulnerable al estrés. La mejora social era substancial[621], el resultado era significativamente superior al obtenido únicamente con psicofármacos[622] y se vio que era un tratamiento más económico debido a una más corta hospitalización[623]. Ni que decir tiene que la orientación de estos autores era el psicoanálisis.

---

621. Bockoven, J.S. y Solomon, H.C. (1975), «Comparison of two five-year follow-up studies: 1947 to 1952 and 1967 to 1972», *American Journal of Psychiatry*, 132 (8), pp. 796-801, p. 796.

622. *Cf.* Carpenter, W.T. *et al.* (1977), «The treatment of acute schizophrenia without drugs, an investigation of some current assumptions», *American Journal of Psychiatry*, 134 (1), pp. 14-20.

623. *Cf.* Gabbard, G.O. *et al.* (1997), «The economic impact of psychotherapy: a review», *American Journal of Psychiatry*, 154 (2), pp. 147-55.

Palabras finales

Las tiranías fomentan la estupidez.

J.L. Borges

En 1956, Philip K. Dick escribe un relato titulado *The minority report*[624], en el que plantea cómo tres sujetos pueden predecir asesinatos mediante imágenes cerebrales antes de que sucedan. Esto genera todo un aparato biopolítico de control policial para prevenir los crímenes que estos mutantes pueden anticipar. En ocasiones, uno de los tres no está de acuerdo con el futuro visto por los otros dos y plantea una imagen alternativa, lo que convierte su profecía en un «informe en minoría», que, no obstante, no detiene la maquinaria jurídico-legal desarrollada alrededor de las certezas de los otros sujetos.

---

624. Dick, P.K. (1987 [1956]), «The minority report», en *The complete stories of Philip K. Dick*, vol. 4, Nueva York, Citadel Press Books.

Esperamos que nuestro libro quede precisamente como un *informe en minoría*, que junto a otros trabajos pueda ir configurando una opinión mayoritaria para la construcción de una disciplina más humana y sensata. En la actualidad tenemos que mientras una psiquiatría de ciencia ficción se empeña en silenciar al sujeto despojándole de la palabra, hay otra que estalla en un crisol de protestas, quejas y pataletas que exigen horizontalidad, pero que, sin embargo, desemboca en un descuido del sujeto al centrarse en cuidar de él en lo social. Desde una óptica diferente a los ensayos clínicos y a estas protestas vacías de profundidad, nuestro trabajo apuesta por una Otra psiquiatría, por un informe en minoría que sea fruto de un saber sobre el padecer humano que urde sus raíces en algo más consistente que las etéreas promesas cientificistas de la psiquiatría y de la higiene social.

Creemos haber podido mostrar que la locura y la neurosis son defensas ante la angustia, formas de estar en el mundo, en el lenguaje y en la cultura. Estas dos posiciones subjetivas, más o menos estables a lo largo de la historia, han mostrado determinadas modificaciones en su forma de presentación que obedecen a los cambios de época y de discurso, así como al desarrollo de la medicina y de la atención del malestar. Sin embargo, de aquí a pensar que existen las enfermedades mentales como entidades naturales, como substancias en la naturaleza, hay un gran salto que no se puede de ningún modo justificar. Los diagnósticos parecen más bien episodios históricos de un imposible de nombrar, invenciones que el experto de turno crea debido a esta curiosa costumbre que tiene el ser humano de tratar de dar cuenta de las cosas que le rodean mediante la asignación de un nombre y la creación de una entidad. Pero no debemos olvidar que el hecho de que podamos nombrar algo no garantiza su existencia en lo biológico, ahí reside la pirueta de la psiquiatría. La historia está jalonada de nombres y etiquetas que nos abandonan pasado un tiempo, desapareciendo sin dejar rastro. En esto, nuestra época no tiene nada de especial. El medio millar de diagnósticos que nos asolan hablan, si cabe, sólo de una leve inflación de estulticia. ¡Cuántos de ellos perdurarán dentro de 50 años!

No hay constancia clara, como nunca la hubo, de que los tratamientos farmacológicos sean más efectivos a largo plazo que el curso normal del malestar. No sólo eso, sino que hay datos para pensar que el abuso de neurolépticos, por ejemplo, puede estar produciendo un empeoramiento y cronificación de los procesos psicóticos; o que el diagnóstico de depresión fue creado al hilo de la invención de los antidepresivos; y que los ansiolíticos pueden llegar a causar un problema de salud mayor que aquel que intentar solventar. Estas afirmaciones son, sin duda, muy contundentes y a nosotros mismos nos produjeron una gran conmoción cuando comenzamos a conocerlas más allá de los discursos oficiales. Cada vez son más los profesionales que se manejan en dichos términos y esperamos que en el futuro pueda llevarse a cabo un uso de la medicación más responsable y acorde a los datos. No creemos que ésta tenga que desaparecer puesto que puede llegar a ser muy útil en determinadas circunstancias. Ahora bien, debería dejar de ser objeto de adoración por parte de los clínicos. Ni es lo que se había dicho que era, ni debería ser el sustituto de la atención a aspectos fundamentales de la vida de las personas. Pero, como sabemos, esto implica que los psiquiatras dejen de atender con la única intención de recetar y que aquellos que acuden como pacientes dejen de concebir las pastillas como la cura exclusiva para su malestar. Todo ello dependerá de un cambio de modelo sanitario y cultural que no podrá darse de la noche a la mañana, transformación que implicará, como mínimo, que el psiquiatra recupere algo del trato y el diálogo con el paciente, y que el psicólogo clínico siga ganando terreno en su cada vez menos solitaria lucha de hacer valer la efectividad del tratamiento por la palabra. Hoy día aún estamos lejos de que se den las condiciones necesarias para que algo parecido se generalice.

En este sentido, la TEC ocupa un lugar paradigmático. No pensamos que la ausencia de algún aspecto de lo humano pudiera entenderse, en ningún caso, como una curación. Nos cuesta trabajo comprender cómo en la actualidad, en la mayoría de los hospitales, al menos en nuestro país, se sigue aplicando con gran entusiasmo. Está claro que siempre se aduce un criterio pragmático basado en la experiencia práctica de quienes la utilizan: «cuando nada funciona con determinadas personas, la TEC produce efectos extraordinarios». Sin duda, hemos mostrado cómo la pérdida de memoria y la deshumanización gracias al daño cerebral que provoca, parece ser la responsable de que uno se olvide incluso hasta del dolor que le produce la existencia. Por eso, resulta sorprendente que con estos datos encima de la mesa se siga pensando que pueda ser mínimamente beneficiosa.

Por otra parte, el campo de las psicoterapias y, en especial para nosotros, el del psicoanálisis, está cogiendo fuerza y esperamos que en un futuro ocupe el lugar que pensamos le corresponde. Es muy destacable el hecho de que las prácticas de la palabra generen una muy estimable eficacia a largo plazo. El trabajo que se realiza sesión tras sesión suma para que en un futuro las cosas que le puedan ocurrir el sujeto las viva de otra manera. La sombra de duda que persigue al psicoanálisis, su supuesta falta de cientificidad y la acusación de que pertenece al pasado o de que está superado es algo que no se puede sostener y, de hecho, pertenece más bien, como hemos visto, a una crítica que forma ella misma parte del pasado. Sin embargo, más allá de estas diatribas, seguimos sosteniendo que, a pesar de haber tratado de hablar en este libro con el lenguaje de los científicos, seguramente la subjetividad sea algo que no tenga cabida en las escalas, los ensayos, las mediciones y la manera simple y rampante con la que se intenta hacer ciencia del malestar humano. La subjetividad es otra cosa y requiere otro tipo de acercamientos para dar cuenta de ella. Ese es el campo del psicoanálisis. Un sujeto puede tener una enfermedad, ya sea una diabetes, una pancreatitis, una enfermedad de Huntington o alguna enfermedad mental, en el caso de que algún día se pueda demostrar la existencia de alguna de estas últimas. Tratar la enfermedad será una cosa y tratar la experiencia de ese sujeto con dicha enfermedad, otra bien distinta. Cualquier persona puede encontrar dificultades en su vida, pero el yugo de llamarlas «enfermedad» no es algo que, en principio, vaya a ayudar a resolverlas.

La finalidad de este libro, como decimos, siguiendo con el espíritu de la colección en la que está editado, es continuar con el trabajo de construcción de esta Otra psiquiatría, una psiquiatría humana, histórica y que trate con el sujeto. Un sujeto que es el caballo de Troya de la ciencia, fuente de su saber y de su palidecer, y que como las palabras, cuando uno trata de definirlas, dejan de ser las mismas.

Sobre los autores

Javier Carreño Villada (Valladolid)

Es psiquiatra y psicoanalista en Vigo. Licenciado en Medicina y Cirugía por la Universidad de Valladolid y especialista en psiquiatría en el Complejo Hospitalario Universitario de Vigo (CHUVI). Se ha formado como psicoanalista en los Foros del Campo Lacaniano (Santiago-Vigo), en la sede de la Escuela del Campo Freudiano de Vigo y actualmente es socio de la Escuela del Campo Freudiano, sede de Castilla y León.

Colaborador habitual en la publicación *Siso-Saude* así como en la revista *Análisis de Castilla y León*, participa asiduamente también en la Otra psiquiatría. Iniciador hace años del blog «Cosas que tu psiquiatra nunca te dijo», a día de hoy atiende en consulta privada y en el Hospital POVISA de Vigo. A su vez realiza asistencia técnica en los centros de las Esclavas de la Virgen Dolorosa de Pontevedra.

Kepa Matilla (Bilbao)

Es psicoanalista y psicólogo especialista en clínica. Estudió psicología en Bilbao y se doctoró con una tesis sobre el concepto de psicosis en Freud. Realizó parte de su residencia en el antiguo Hospital Dr. Villacián de Valladolid. Se formó en el Instituto del Campo Freudiano en Bilbao y Castilla y León.

Fue profesor de Universidad y en la actualidad es profesor del Máster de Psicopatología y clínica psicoanalítica de la Universidad de Valladolid. Trabaja en el Hospital Río Hortega y en consulta privada en Burgos. Es socio de la sede del Campo freudiano de Castilla y León.

Ha escrito una veintena de artículos sobre psicopatología y psicoanálisis. Ha dirigido varios cursos sobre dichas materias y forma residentes de psicología clínica y psiquiatría. Es parte activa de la Otra psiquiatría.

Colección La Otra psiquiatría
Dirigida por José María Álvarez y Fernando Colina
Otros títulos en esta colección

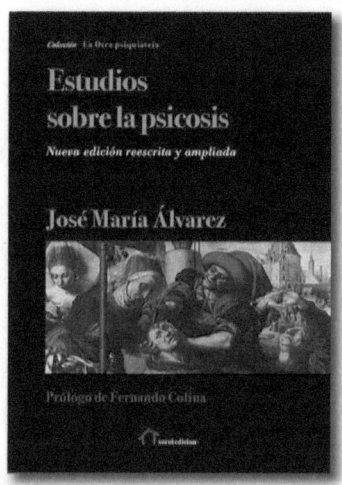

Estudios sobre la psicosis
José María Álvarez
Prólogo de Fernando Colina

Trece estudios componen este libro. En todos se analiza la psicopatología de la psicosis, en especial los fenómenos elementales, el delirio y la alucinación. Aunando la tradición filosófica, los clásicos de la psiquiatría y el psicoanálisis, el autor analiza las experiencias del psicótico, punto de partida de su investigación. A medida que éstas se exploran siguiendo el testimonio directo del psicótico, se va perfilando una lógica interna que proporciona una explicación cabal sobre el nacimiento a la locura, las distintas posiciones que el sujeto puede adoptar en ella y las estrategias de las que dispone para reconducir su verdadero drama, tan inefable como solitario. De esta manera, partiendo de la psicología patológica se consiguen configurar las bases que convienen al trato y al diálogo con el alienado. Al desarrollar esta modalidad de análisis se aspira a articular la psicopatología y la terapéutica, las dos dimensiones de la clínica en su estado más puro. A diferencia de las dos ediciones anteriores, esta obra se amplía con tres nuevos estudios que le aportan unidad y visión de conjunto. En ellos se analizan sobre todo las formas normalizadas o discretas de la locura y se precisan las experiencias genuinas que la caracterizan y definen.

> *Los artículos que integran este libro son el ejemplo cabal de una psiquiatría distinta. En medio de la vorágine positivista, cuando el sentido de la clínica ha perdido su vocación por la escucha y las preguntas, surge de pronto el discurso de José María Álvarez para resucitar la tradición y actualizar los enigmas.*
> Fernando Colina

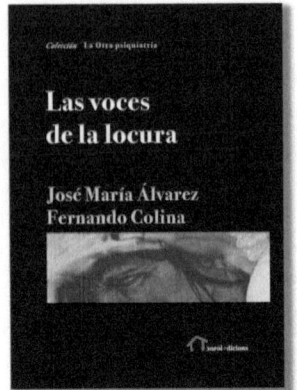

Las voces de la locura
José María Álvarez y Fernando Colina

Este libro habla por sí mismo de un largo trabajo, de intereses compartidos y de dos estilos diferentes. Después de casi tres décadas de colaboración, llama la atención que sigamos dando vueltas a las mismas cuestiones sobre la condición humana y la psicopatología. Una de ellas, las relaciones del lenguaje y la locura, da pie a esta obra.

Han pasado unos cuantos años desde las primeras publicaciones sobre el automatismo mental, las voces y la xenopatía: el polo esquizofrénico de la psicosis. El inicial interés por las relaciones del lenguaje y la locura se ha desplazado, de forma paulatina, hacia los vínculos entre la psicopatología y la historia de la subjetividad, y de allí, a la constitución xenopática del sujeto, esto es, al lenguaje como morada en la que habitamos e ingrediente que nos constituye. Lejos de darnos por satisfechos, nos pareció que avanzábamos un paso más en nuestro plan cuando añadíamos al análisis psicopatológico de las alucinaciones verbales o voces la perspectiva de la historia de la subjetividad. El caso es que concluimos, de forma provisional, que las voces propiamente psicóticas constituyen una manifestación exclusiva de la Modernidad, incluso que resulta difícil concebirlas en otro tipo de subjetividades anteriores. A sabiendas de que no se trataba más que de una hermosa especulación, nos empeñamos en dotarla de argumentos clínicos e históricos. Con la introducción de la perspectiva histórica nos desmarcamos decididamente del modelo biomédico, hegemónico en la actualidad. Esta obra, con propuestas quizás atrevidas, amplía la visión antinaturalista de las enfermedades mentales con la que estamos comprometidos. Con ello, a los enfoques de otros tiempos sobre la función del delirio, los polos de la psicosis, la condición melancólica del ser, la articulación de lo continuo y lo discontinuo, de lo uno y lo múltiple, por mencionar algunos de ellos, añadimos ahora el encuadre de la historia de la subjetividad.

Un largo camino cuyo punto de partida es la psicología patológica y se dirige a la general, que transita, por un lado, de lo discontinuo a lo continuo, y por otro, de lo múltiple a lo uno. Y vuelta a empezar, siguiendo un incesante flujo dialéctico. De los últimos movimientos de ese tránsito dejamos aquí constancia.

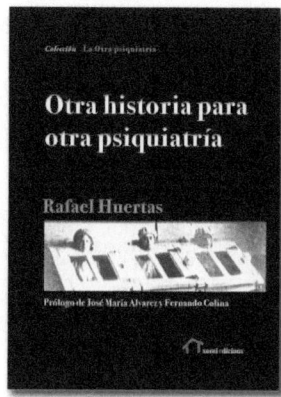

Otra historia para otra psiquiatría
Rafael Huertas
Prólogo de José María Álvarez y Fernando Colina

Este libro recopila una serie de artículos cuyo denominador común es el intento de articular historia y clínica. No una historia positivista, descriptiva, acumulativa, complaciente con el pasado y acrítica con el presente, sino otra historia, analítica, hermenéutica y crítica, que interpele al pasado para pensar el presente y para actuar o propiciar actuaciones suficientemente fundamentadas. Otra historia que permita identificar, y diferenciar, una psiquiatría positivista, cuantitativa, simplificada, esencialista, organicista y, en buena medida, ateórica y ahistórica, y otra psiquiatría que, considerando fundamental un marco teórico psico[pato]lógico, entiende las llamadas enfermedades mentales como construcciones discursivas revisables y sujetas a cambios sociales y culturales. Una visión no positivista y no esencialista en la que el sujeto (mediatizado por el lenguaje) prima sobre la «enfermedad», en la que se presta la máxima atención a la subjetividad de la persona y en la que el pathos y el ethos se conjugan en el núcleo mismo del pensamiento psicopatológico. En definitiva, otra historia comprometida con otra psiquiatría, la que considera necesario cambios epistemológicos profundos sobre la naturaleza del trastorno mental y sobre el papel del experto (psiquiatra, psicólogo, psicoanalista, etc.) y del propio paciente —cuyo empoderamiento debe ser una prioridad absoluta— en la gestión de la locura.

Libros de historia de la psiquiatría hay muchos. En ellos se narran historias de lo más variado, porque psiquiatrías, como se sabe, no hay sólo una. Rafael Huertas, en Otra historia para otra psiquiatría, recrea una de ellas. A la vista de las materias que le interesan y los referentes que le guían, la suya parece una historia marginal. Los grandes nombres, los pasajes hagiográficos, las indudables contribuciones a la humanidad y los impresionantes progresos respecto al pasado no tienen aquí cabida. Esta es una historia humana, es decir, limitada y condicionada por los contextos históricos, políticos y culturales. Sin embargo, aunque carezca de los epónimos y conceptos que suelen engalanar los libros de la corriente hoy día preeminente, esta otra historia no es menos verdadera. En contrapartida, cada página de este libro anima a la reflexión sobre la condición humana, invita a la comparación con el presente y despeja muchos de los bucles en los que estamos atrapados y alrededor de cuyos ejes giramos de continuo sin darnos cuenta.

José María Álvarez y Fernando Colina

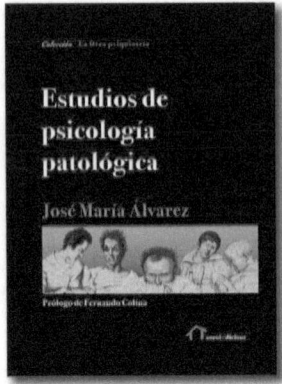

Estudios de psicología patológica
José María Álvarez
Prólogo de Fernando Colina

Este libro trata sobre todo de la neurosis, una estructura clínica o categoría nosográfica estrechamente ligada al psicoanálisis. Tanto es así que la neurosis representaba para Freud el retrato por excelencia de la condición humana. De ella derivó la concepción del psiquismo, la psicología patológica y la terapéutica analítica. Aunque sólo sea por eso, la neurosis merece nuestra atención. Pero también hay otros motivos, de los que me hago eco en el resto de los estudios sobre la tristeza, la melancolía, la locura normalizada y el diagnóstico.

Es una obra con vocación ecuménica. Por eso huye de proposiciones apodícticas y recela de las modas de última hora. Ni está hecha pensando en unos pocos ni se compone de un único material. La historia de la clínica y la filosofía son materiales abundantes en la argamasa, ingredientes que cuando menos servirán de engrudo a la psicopatología y el psicoanálisis, sus constituyentes esenciales. Mas este proyecto será un fracaso si el resultado final fuera confuso, porque, como escribiera Eurípides: «Sabio es de verdad lo claro, no lo turbio».

Este libro de José María Álvarez es un testimonio de signo contrario. Es un ejemplo público de que la mejor forma de oponerse al reduccionismo biológico es profundizar en el estudio de la psicopatología. Sólo con un instrumento conceptual ventajoso podemos adelantar en el conocimiento de los malestares psíquicos, procurando, al mismo tiempo, que el nuevo saber favorezca el diálogo y el vínculo con los enfermos.
Lo que la psicopatología nos ayuda a entender es que la esquizofrenia, por poner un ejemplo diagnóstico, no está en el paciente sino en el modelo que implantamos.
Si algo demuestran los distintos textos de este oportuno y laborioso compendio es que sin una teoría consistente no podemos desenvolvernos delante de los pacientes, y mucho menos tratar de ayudarlos a devolver a los síntomas su sentido biográfico. A la postre, la psicopatología es interpretativa, radicalmente hermenéutica, y no debe ser sustituida por datos epidemiológicos, pruebas biomédicas o taxonomías internacionales.

Fernando Colina

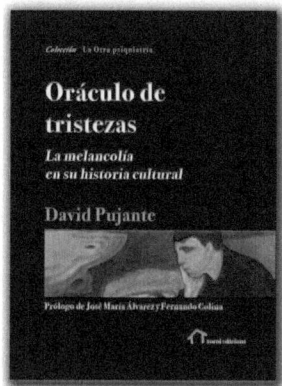

Oráculo de tristezas
La melancolía en la historia cultural
David Pujante
Prólogo de José María Álvarez y
Fernando Colina

Este libro se enmarca en una colección de psiquiatría que aspira a ser una alternativa humanista al cientificismo pragmático, al reduccionismo biológico que ha secuestrado la disciplina. Y esa orientación rebelde, que cuenta con numerosos apoyos —fenomenológicos, existencialistas, hermenéuticos o lingüísticos—, tiene en la melancolía uno de sus refugios principales.

El positivismo psiquiátrico, es decir, la medicina aplicada a los problemas mentales, donde se encuadró la psiquiatría desde su nacimiento a principios del siglo XIX, intentó de inmediato la transposición de los sufrimientos psíquicos en enfermedades. Un procedimiento de reducción y encajamiento nosológico que enseguida encontró en la melancolía una resistencia inflexible. La melancolía se opuso, como ninguna otra experiencia mental, a esta tendenciosa metamorfosis. La encaró sencillamente aprovechando el carácter familiar de su malestar, esto es, su semejanza y continuidad con la tristeza que experimentamos en la vida ordinaria. La pena que sentimos en condiciones normales se vive con lisa y llana naturalidad, buscando los motivos que la despiertan en el entorno y en el interior del psiquismo, sin recurrir a causas cerebrales extraordinarias.

Este texto que presentamos viene a alimentar a la Otra psiquiatría y a recordarle su obligación principal, que no es otra que entender al sujeto como sujeto, y a sostener la tristeza como sentimiento, como emoción y como síntoma de cualquier dificultad psicológica. Para ayudarnos a alcanzar ese objetivo contamos con este libro, donde vamos a encontrar pormenorizada la sabiduría que ha acumulado el hombre, a lo largo de los siglos, sobre ese testimonio de su imperfección que, según la Enciclopedia de Diderot, constituye la tristeza del hombre. El lector de este texto tiene ante sí muchos de los escenarios en los que la melancolía ha influido en los asuntos humanos, y sólo le cabe juzgar en torno a cuáles permanecen incólumes, indisolublemente atados al tiempo, y cuáles han sido desplazados y abandonados a la inercia del pasado. Pero torcerá su entendimiento si se obliga a creer que la modernidad y la ciencia han borrado la historia y no se conserva nada de lo anterior, como si se hubiera hecho tabla rasa de esa cultura que ha guiado nuestros pasos.

José María Álvarez y Fernando Colina